あたらしい狂気の歴史

精神病理の哲学

小泉義之

青土社

あたらしい狂気の歴史　目次

あたらしい狂気の歴史　精神病理の哲学

はじめに

それを何と呼ぶべきか迷う。日常語では「狂う」「気が触れる」「気が違う」こと、なにほどか専門的な用語では「精神病理」「精神疾患」「精神障害」「精神の病」「心の病」と呼ばれること、そして、それを経験する人間、その人間を主体や対象として扱う思想・学問・制度・権力が、本書の主題である。本書は、その主題をめぐって書いてきた論文を束ね、新たに書き下ろした論文を加えたものである。

子どものころ、近所に「ハンニャ」とあだ名される老人が住んでいた。老人といっても、振り返って指折り数えてみると、いまの私くらいの年齢だったはずであって、子どもの目からすると老人の部類に入っていたということになるが、ハンニャは、地域の共同浴場の罐焚き（ボイラー焚き）に就き、昼間はそのあたりをブラブラしており、ときに子どもたちと野球の真似事などをしたり野良犬をつかまえては遊んだりしていた。

そのハンニャが、ある日、急に姿を消した。ハンニャの孫にあたる友だちに尋ねるのはなんとなく憚られて、そのままやり過ごしてしばらく経ったころ、私の親に事情を尋ねてみると、入院したとのことであった。その後、一時戻ってきたことがあったようだが、すくなくとも私は二度と姿を見ることはなかった。

後に思い当たったことであるが、ハンニャが入院したのは、一九六四年にライシャワー駐日大使が精神障害者によって刺される事件が起こり、措置入院制度が強化されていく時期であった。ということは、おそらく、ハンニャは入院させられたのである。

ハンニャは「変な」人ではあった。なにしろそのあだ名は、「般若」に由来するのである。大人たちは「ハンニャはこわくないよ」と子どもたちに言っていたものだが、それにしても変人扱いしていたことに変わりはない。そして、子どもの目から見ても、変な人であり、どこか狂った人ではあった。そのようなハンニャの人となりが、後の語り方を用いるなら、精神病理化され、精神病患者として扱われ、精神病院に収容され、一九六四年の東京オリンピックを前後して触法精神障害者になる可能性を有する人物として措置されたのである。

それからは、よく知られているように、数多くの精神（科）病院・診療所が立てられ、多くのハンニャたちが収容され治療されてきた。そして、これもよく知られているように、その動向に対する批判と反省が高まり、脱病院化・脱施設化がコンセンサスとなり、地域での精神医療が推進されてきた。つまり、私からするなら、子ども時代の光景が再現されかけているのである。時代は一巡した。

本書では、いくつかの角度から、その時代の始まりと終わりについて、主として思想史的・学問史的に再考しながら、これからの時代について考察していく。その際、私は、「狂気とは何か」とか、「精神の病とは何か」、「精神疾患の原因は何か」、「病理化に根拠はあるのか」、「病理と疾患と障害の違いは何か」といった問いは立ててはいない。そもそも、その類の問いを立てて書かれてきた書き物を面白いと思ったことが一度もない。納得したことも一度もない。むしろ、憤りを感じたことのほうが多い。もちろん、その類の問いに対して私なりの考えがないではないし、それを示唆した箇所も本書には含まれているが、むしろ本書では、その類の問いによって主導されてきた時代精神とでも呼ぶべきものは、およそ支持できないということを示そうとしている。

若いころから私は、精神‐心理系の学問・思想に強い疑念をいだいてきた。そして、それに寄生する学者には強い嫌悪感をいだいてきた。それらは、狂気の実情を捉えているとも思えなかったし、狂人や患者を搾取しているとしか思えなかった。そして、若いころから私は、精神‐心理系の専門職と制度は廃絶されるべきであると考えてきた。それらは権力の典型、支配の典型であり、打ち倒すべき敵、死滅するべき敵であると見なしてきた。その考えはいまでも変わっていない。そのことは本書で明示的には書き込んでいないので（罵倒表現を使用せずに書いているので）、「誤解」を予防するためにここで記しておきたい。

ただし、この数年、本書所収の論文を準備するなかで、私はすこし考え方を変えた。その事情の一つは、過去の文献資料を読み返してみると、かつての私に影響を及ぼしていたはずのものの大半は、とても支持できないと思えてきたからである。ひいては、過去の自分の考え方の一部修正を強いられてきたからである。もう一つの事情は、述べ方が難しいが、精神‐心理系の専門家とそれを目指す若者を近くで見かけると、敵として遇すべきほどの者に見えなくなってきたからである。あるいは、此方に焼きが回ったせいかもしれないし、先方を舐めているせいかもしれないが、敵はほかにいると思われてきたのである。しかし、である。この「しかし」を打てるかどうかが分かれ目になると思っているが、現在のハンニャたちを思うとき（と、やはり書かせていただくが）、精神‐心理の知＝権力に対する批判を取り下げるわけにはいかない。本書は、その分かれ目の所在を示唆するところまでは進めている。

本書の主題は限定されているとはいえ、扱われている事柄はそれなりに多様である。事項だけを拾っておくなら、精神医学、精神衛生、反精神医学、心理療法、心理学史、自閉症、発達障害、人格障害、自殺、離人症、精神分析などである。取り上げている論者を拾っておくなら、ミシェル・フーコー、ロベール・カステル、アーヴィング・ゴフマン、トーマス・サズ、ジョエル・ファインヴァーグ、ジル・ドゥルーズ、レオ・カナー、神谷美恵子、土居健郎、木村敏、中井久夫、小澤勲などである。他にも、私の知る範囲で、過去と最近の文献で重要と思われるものをできるだけ引用し、註にも記載してある。本書のどこかからインスピレーションを得て、もっと透徹したものを、これからの若い人が書いてくれることを願っている（なお、第1章と第4章の注形式は、初出時のママにしている）。

本書に所収の論文執筆の機会を与えて下さった『現代思想』編集部の栗原一樹氏に、感謝いたします。「定期的」に執筆機会を設けて下さったおかげで、この数年間、集中的に本書のテーマに取り組むことができました。また、『生と病の哲学』に続いて、再び論文集を編む機会を設えて下さった青土社編集部の菱沼達也氏に、感謝いたします。そのおかげで、私の個人史も一巡した気がしております。

I

第1章　精神衛生の体制の精神史——一九六九年をめぐって

はじめに

精神医学史・精神医療史は、いまだに進歩史観にとらわれたままである。その立場を問わず、とらわれたままである。

第二次世界大戦後については、こう語られている。戦前の私宅監置制度は人権を侵害するものであったが、一九五〇年の精神衛生法の制定によって同意入院と措置入院が制度化されるとともに、人権擁護のためとも言える精神衛生鑑定医が制度化され、その後、一九六五年の精神衛生法改正にいたって、ついに私宅監置制度は廃止された、とである。

ところで、この精神衛生法改正に対しても多くの批判が出されていた。そして、一九六〇年代から七〇年代にかけての大学闘争のなかで、とくに一九六九年には、日本精神神経学会をはじめとする精神系・心理系の諸学会で、旧来の精神医学体制への批判が行なわれ、学会改革が進められた。

その一九六九年以後については、こう語られている。旧来の精神医学と旧来の精神病院は改革され、新たな病院精神医療、新たな地域精神医療が始まり、また、新たな精神医学も始まり、一九八七年の精神保健法の制定、一九九五年の精神保健福祉法の制定によって、その動向は法制度化されて現在にいたっている、とである。

つまり、第二次世界大戦後の精神医学史・精神医療史は、一九六九年を屈曲点としながらも、基本的に正しき方向へと上向きに進歩してきたものとして描かれ続けているのである。

本章は、その進歩史観に対して疑いを提示するものである。また、仮に進歩史観があたっているとしても、その進歩の意味するところに対して疑いを提示するものである。ただし、疑いを提示するためだけであっても、必要な準備作業は膨大とならざるをえない。そこで、本章は、従来の進歩史観を再検討するための着手点として、二つのことだけに注意を向けている。第一に、精神保健法も精神保健福祉法も精神衛生法の改正として、法名称の改定を含む改正として行なわれているという事実である。つまり、法制度的には、戦後の〈精神衛生の体制〉は現在まで変わることなく継続しているのである。第二に、戦後日本の精神（科）病院数と病床数のピークは一九九〇年代にやって来ているという事実である。つまり、戦後日本は一貫して、一九六九年の屈曲点があるにもかかわらず、精神障害の医療化と病院化を押し進めているのである。

では、この二つの事実をどう受け止めるべきであろうか。本章は、一九六九年の精神系・心理系の諸学会の記録の検討を通して、その限りにおいて、少なくとも今後のさらなる検討に値する仮説として、以下の諸点を引き出していく。第一に、一九六九年の学会改革運動はそれなりに激しい相貌を示したものの、それらは反精神医学・脱病院化の運動ではなかったということである。その運動はむしろ、医療化と病院化と施設化をいっそう強く押し進める役割を果たしたのである。第二に、現代の法体制においては、精神医学・精神医療は、それがいかなるものであろうと、精神衛生の一部であったし現在もそうである。絞って言うなら、精神医学・精神医療は社会防衛・社会治安と本質的に分離不可能である。その善し悪しは別として、また、改革や改正の名の下に誤魔化すのではなく、その事実を重く受け止める必要がある。第三に、反精神医学・脱病院化と称されてきた思想や運動のほとんどすべては、実はいささかも「反」でも「脱」でもなかったのである。

となると、結局は、進歩史観は事実として正しいということにはなる。戦後日本はひたすら精神医学・精神医療の拡大に成功してきたのだから。反精神医学・脱病院化・脱施設化といった抵抗に出会うこともなく、どこかで出会ったとしても何の痕跡も残さないまま、精神医学・精神医療の浸透範囲を拡張してきたのだから。しかも、病院・施設内部での人権侵害を阻止する制度化も進められ、何よりも「医療を受ける」権利がかくも広範に認知されてきたのだから。

本章では米国や英国、フランスやイタリアの動向に触れることはしていないが、おおむね、屈曲点のことをそれなりに考慮しながらもそれを呑みこんでしまうような進歩史観が大勢を占めているように見える。いまや、それが何であったのかは定かではなくなってしまった反精神医学・脱病院化・脱施設化、そこから見返したなら進歩が単なる進歩としてあらわれてはこないはずの反精神医学・脱病院化・脱施設化はすでに乗り越えられてしまったかのようなのである。そして、本章は、そこにこそ〈精神衛生の体制〉の完成を見ている。精神・心理の統治と治安の体制は、たしかに完成したのである。

そして、完成したからこそ、その体制は一挙に反転する潜在性を孕んでいる。本章は、その徴候をいくつか示唆している。例えば、「精神障害」の概念の変化についてである。それは広範に使用されている。むしろ濫用されている。医療化・病院化の拡大そのものが、その濫用に寄生し、その濫用を促進している。ところが、いまや「精神障害」概念は、「精神疾患」概念から零れ落ちかけている。ひょっとしたら、近い将来、反精神医学・脱病院化・脱施設化は意想外の形で忍び寄ってくるかもしれない。そして、〈精神衛生の体制〉はいわば剥き出しの形で立ちあらわれてくるかもしれない。それが歓迎すべきことかどうかについていまは措くが、おそらく体制の歴史は現に動き始めているのである。

1 「批判」「改革」と「反」「脱」

座談会「一九六八年――時代の転換期と精神医療」における、岩尾俊一郎の回想から出発しよう。

医局講座制批判と精神医療批判が、どこかで交錯していながら、どこかで分離している。その点について、ちょっとイメージできないところがあったのです。私は、現場で精神医療の現実を見ながら精神医療批判をしている先生と、医局講座制批判――人体実験批判に次はいくのだと思うのですけれども――を担う先生とが、重なり合いながらも微妙に分かれているのではないかなと思っていました。（岩尾他、二〇一〇、一九頁）

この回想を、「交錯」から「分離」へ、「重なり合い」から「分かれ」への推移と解して敷衍してみる。当初、医局講座制と精神医療は一体となっていた。言いかえるなら、大学精神医学と病院精神医療は一体となっていた。だからこそ、医局講座制批判と精神医療批判は「交錯」することになった。大学で研究教育される学問としての精神医学（その中核には病理学・生理学・生化学がある）に対する批判と、病院で実践される治療としての精神医療（その中核は脳神経外科手術や薬物療法である）に対する批判は「交錯」することになった。その限りでは、少なくとも大学と系列病院の内部では、別の精神医学、別の精神医療の可能性をまったく思い描くことはできなかった。とするなら、「交錯」する医局講座制批判と精神医療批判においては、批判は全否定として現われざるをえないはずであった。しかし、決してそうはならなかった。どうしてか。

「現場で精神医療の現実を見ながら精神医療批判をしている先生」が、精神科医であることを（自己）否定せずに精神科医であり続けようとしていたからである。それら精神科医は、自己の職を維持するためにも、何としてでも大学精神医学・病院精神医療から「分離」して、別の場所で別の精神医療を実践しなければならなかった。別の場所は、初めは大学病院・系列病院以外の病院に求められ、次いで診療所に求められた。別の精神医療は、精神療法・心理療法に求められた（薬物療法は決して放棄されなかった）。その際には、旧来の道とは別の新たな道を選んでいると納得し説得するためにも、旧来の病院の悪弊（閉鎖病棟や保護室）、旧来の各種療法（生活臨床や脳神経外科手術）が徹底的に否定されなければならなかった。こうして、大学精神医学と病院・診療所精神医療とが「分離」された。そして、後者の動向が、後の地域精神医療、精神保健福祉に引き継がれていく。精神医療は批判されながらも決して否定されることなく、拡大され改革され続けることになっていくのである。そうして、当初は〈過少〉が批判され、やがて時を経て〈過剰〉が批判されるサイクルが回り続けるのである。

その一方、大学の精神医学の「現実を見ながら」「批判している先生」はどうであったろうか。その「先生」も精神医学研究者であることを（自己）否定せずに精神医学研究者であり続けようとした。それら精神医学研究者も、自己の地位を堅持するためにも、何としてでも旧来の大学精神医学から

「分離」して、可能なら大学で別の精神医学を学問として打ち立てなければならなかった。その別の学問は、別の病院・診療所での精神医療の基礎や原理をなすものでなければならなかった。病院・診療所で実践される精神療法・心理療法を、その応用や適用として位置づけうるようなものでなければならなかった。そんな役割を果たしたのが、現象学的精神医学や精神分析学にほかならなかった。これが後の精神医学ブーム（「出版精神医学」と呼ばれた）にも助けられながら大学の研究教育に浸透していくとともに、病院・診療所での精神医療の調査や報告も研究教育の一端として位置づけられていく。精神医学は批判されながらも決して否定されることなく、拡大され改革され続けることになっていくのである。

とすると、精神医学史・精神医療史では必ず言及されはするものの、言及されることだけが慣行化している反精神医学・反精神医療、そして反専門家・反精神科医、さらに脱病院化・脱施設化の運動なり思想なりは、そもそも存在していたのかという問いが浮かんでくる。存在していたとして、いつ、どこに存在していたのだろうか。「反」「脱」は、「批判」「改革」とは区別されて理解されていたのではないか。そもそも「反」「脱」は全否定として理解されていたのではないか。そんな否定の力を孕んだ「反」「脱」はどこに行ったのか[1]。この点に関連して、阿部あかねは、「反精神医学」は「イギリスを中心とした欧米で広がり一九七〇年代に入り日本に紹介された」と指摘している。

日本の精神医学界は、従来の精神医療の内容や構造・体制のあり方をめぐって一九六九年の日本精神神経学会（金沢大会）において精神医療改革の火ぶたが切られ、以降、精神医療改革運動がすすめられることとなった。そのような時期に反精神医学の思想が日本にも広がったのである[2]。（阿部、

二〇一〇、二頁)

阿部あかねによるなら、「改革」が始まってから「反」が紹介され普及したのである。では、「反」の紹介の後に、「改革」は「反」へ転じたのだろうか。あるいは、「改革」には、「反」の紹介を受け入れる素地があったのだろうか。とてもそうは言えないのである。では、紹介され普及したはずの「反」はどこに行ったのだろうか。そもそも「反」は、本当に「反」であったのだろうか。同じ問いは「脱」についても立てることができる。よく指摘されるように、精神病院数・病床数は「改革」以降も増え続けた。旧来の施設は「改革」において否定されたものの、各種の施設は公私を問わず「改革」以降も増え続けた。そもそも「脱」は、本当に「脱」であったのだろうか。これら一連の問いに対する答えを出すためには、精神医学と精神医療の体制の歴史を根本的に見直す必要がある[3]。本章は、一九六九年に始まる「改革」に焦点をあて直して、その前後の精神史を素描する。

2　社会防衛の下での医療化

精神衛生法体制の推移

あらかじめ、第二次大戦後の精神障害に関する法律の推移を大づかみに確認しておく。以下の立法と法改正が重要である。

一九五〇［昭和二五］年　精神衛生法
一九六五［昭和四〇］年　精神衛生法改正
一九八七［昭和六二］年　精神保健法
一九九五［平成七］年　精神保健福祉法（精神保健及び精神障害者福祉に関する法律）

この推移に関して、いくつか注意すべきことがある。第一に、精神保健法と精神保健福祉法は、精神衛生法の改正として、法律名称の変更を含む改正として行なわれている。つまり、戦後の〈精神の体制〉は、少なくとも法体制としては、現在までの六〇年以上にわたって、精神衛生法の〈精神〉の下にある。それでも、第二に、法律名称の変更はそれなりに重要である。精神の体制の〈精神〉は、精神衛生（Mental Hygiene）から精神保健（Mental Health）へ、精神保健から精神保健・福祉（Welfare）へ変化している。第三に、これら三つの法律は、固有の意味での医療法ではなく、国と都道府県を主要な名宛人としている限りにおいて、統治法・行政法である。第四に、精神衛生法の〈精神〉は、社会防衛、すなわち犯罪傾向があると目される精神障害者から社会を防衛するということであるが、その〈精神〉は変容しながらも精神保健法においても精神保健福祉法においても貫かれている。戦後の精神の体制の〈精神〉は、現在にいたるも、一貫して社会防衛なのである。いわゆる自傷他害条項を引いておく。

精神衛生法第二十九条――都道府県知事は、第二十七条の規定による診察の結果、その診察を受けた者が精神障害者であり、且つ、医療及び保護のために入院させなければその精神障害のために自身を傷つけ又は他人に害を及ぼすおそれがあると認めたときは、本人及び関係者の同意がなくても、その者を国若しくは都道府県の設置した精神病院（精神病院以外の病院に設けられている精神病室を含む。以下同じ）又は指定病院に入院させることができる。

精神衛生法改正第二十九条——「本人及び関係者の同意がなくても」を削除。また「精神病院」に付された括弧文章を削除。

精神保健法第二十九条——変更なし。

精神保健福祉法第二十九条——変更なし

このような法体制の下で、精神医学と精神医療は進められてきたし現に進められている。精神医学と精神医療は、社会防衛の体制に依存して、控えめに言いかえるなら、それと共存し、それを利用しながら進められてきたし現に進められているのである。それを象徴する事例として精神障害者の法制的な定義の変化をあげておこう。

精神衛生法第三条——この法律で「精神障害者」とは、精神病者（中毒性精神病者を含む。）、精神薄弱者及び精神病質者をいう。

精神保健法改正（一九九三〔平成五〕年）第三条——この法律で「精神障害者」とは、精神分裂病、中毒性精神病、精神薄弱、精神病質その他の精神疾患を有する者をいう。

一九九三年になって、「その他の精神疾患」へと対象範囲が不定に広げられている。このとき、社会防衛の体制の下での医療化が〈完成〉したということができる。では、その医療化を推し進めたものは何であるのか。精神病院数・病床数のピークは一九九〇年代初めにやって来るのであるが、そのピークをもたらしたものは何であるのか。以下、一九六九年までの推移をたどっておこう[4]。

精神衛生法（一九五〇年）——家族防衛と社会防衛

戦争を通して、とりわけ敗戦国で病院数が減少したという事実は重要である。病院全体では、一九四一年の四八五八病院は、一九四五年には六四五病院に減っている。精神病院では、一九四一年の一六七病院が一九四五年の三二病院に、一九四一年の二万三九五八病床が三九九五病床に減っている。戦争直後において、病院の再建は急務であったとは言えるのである。一九四八年の医療制度審議会答申「医療機関の整備改善方策」は、最初に「開業医制度は存置すること」を掲げながら、「公的医療機関を速やかに整備すること」を要請している。では、そこにおける「公的」性格とはいかなることであろうか。第一にその経営主体が原則として都道府県等の地方公共団体であること、第二に全面的に社会保険診療並びに生活保護法による医療助賛を行なうこと、第三に「総合病院」を地域の「メディカルセンター」とすることである（広田、二〇〇七、四五頁）。すなわち、社会保険を基礎とする医療の社会化、生活保護を介しての医療の国家化、地方公共団体が総合医療の責を負う医療の公共化を理念として、病院の整備を進めることを要請していたのである。

ところが、これは一般医療のことであって、「特殊病院」と称されていた精神病院の場合、その「公的」性格は異なってくる。あるいはむしろ、精神病院は戦前期からその「特殊」な「公的」性格を維持しており、戦後期にはそれが「私的」な「開業医制度」を巻き込む形になっていく。その公私の調整を行なうことになるのが、全国の私立精神病院の連合体である日本精神病院協会〔一九四九年設立〕である。
この精神病院協会は、植松七九郎と金子准二を中心に法令研究委員会を設置、一九四九年一〇月に金子私案と称される「精神衛生法（案）」を提出し、それを受けて、中山寿彦が、参議院法制局との相談を経て、一九五〇年四月に議員提案し成立をみる。その際の中山寿彦による提案理由説明を引用しておく(5)。

中山参議院議員　提案理由の御説明を申し上げます。
現在精神衛生に関する法律といたしましては、精神病者監護法と精神病院法の二つがございます。精神病者監護法は明治三十三〔一九〇〇〕年の制定にかかるものであり、また精神病院法は大正六〔一九一七〕年につくられたものであります。前者につきましては制定されましてから五十一年間、後者につきましては制定後三十三年間、その間いまだ一回も改正を見ずして今日に至っているのであります。当時の精神病者の推定数は十万ないし二十万と言われておりましたが、今日においてはその数六十四万人に及び、なお今回の法案で精神障害者として対象といたしました精神薄弱者及び精神病質者を加えますと、実に三百二十四万人ないし四百万人の多きに及ぶことになるのでありま す。かく精神衛生の面における治療及び保護対象が増加いたし、また精神医学もその間に急速の進歩をいたして来たにもかかわらず、これを規律する法律はいまだに明治年間の衣を着たままであります。〔……〕この二つの法律によってまかなわれて来た精神衛生行政の現状を見まするに、現在全国における公立及びこれに代用される精神病院のベッド数は二万床を持つにすぎません。欧米における施設は人口二百人ないし五百人に対して一つの率でベッドを整備いたしております。わが国の現状は人口四千人に対して一つの率でありますから、これを国際水準に比べますと、いまだその十分の一を満たすにすぎないのであります。このベッド数の不足から、現在病院に収容することができず、座敷牢にある者の数は二千六百七十一人に達しておる実情であります。健全な社会の発展のためには、身体に対する衛生と並んで、精神衛生が不可欠であることは申すまでもございません。それは車の両輪ともいうべきものでございます。

ここに提案しようといたしまする精神衛生法案は、この立遅れ、取残されて来た精神衛生行政の車を一刻も早く前進させまして、心身ともに健康なバランスのとれた国民社会が達成されることを願ったものであります。

法案の大要について申し上げますと、第一に、この法案は、いやしくも正常な社会生活を破壊する危険のある精神障害者全般をその対象としてつかむことといたしました。従来の狭義の精神病者だけでなく、精神薄弱者及び精神病質者をも加えたのであります。第二に、従来の座敷牢による私宅監置の制度を廃止して、長期にわたって自由を拘束する必要のある精神障害者は、精神病院または精神病室に収容することを原則といたしました。これがために精神病院の設置を都道府県の責任とし、また入院を要する者で経済的能力のない者については、都道府県において入院措置を講ずることとし、国家はこれらの費用の二分の一を補助することといたしました。／第三に、医療及び保護の必要な精神障害者については、警察官、検察官、刑務所その他の矯正保護施設の長のように、職務上精神障害者を取扱うことの多い者には通報義務を負わせるほか、一般人はたれでも知事に医療保護の申請ができることにして、その医療保護が必要であるにかかわらず与えられざる者なきを期して、国民のすべて協力する態勢をつくりたいと考えたのであります。／第四に、人権蹂躙の措置を防止するため、精神病院への収容にあたっては、真の病気以外の理由が介入しないように注意いたしました。すなわち精神衛生鑑定医の制度を新たに設け、その二人以上の鑑定の一致あることを病院収容の条件といたしたのであります。／第五に、自宅において療養する精神障害者に対して巡回指導の方法を講ずるほか、精神衛生相談所を設けまして、誤った療養による弊害を防止するとともに、さらに進んで精神衛生に関する知識の普及に一般の努力を払うことといたしました。／第六に、精神衛生行政の推進と一層の改善をはかるため、精神衛生審議会を厚生省の付属機関として設置し、関係行政庁及び専門家の協力によってこの法律の施行の万全を期することといたしました。

以上が精神衛生法案に盛られた内容の大要でございます。何とぞ慎重御審議の上御可決あらんことをお願いいいたします。

傍線部に関わっていくつか注意しておきたい。第一に、法の対象、「治療及び保護の対象」が一挙に拡大している。中山寿彦の説明によるなら、戦前期の法の対象は「精神病者」であり提案時の推定数は「六十四万」であるが、法の対象として「精神病者」に「精神薄弱者及び精神病質者」を加えることによってその推定数は「三百二十四万人ないし四百万人の多きに及ぶことになる」。この拡大は、狭義の精神病の外延の拡大によるというよりは、精神病に「中毒性精神病」を含めることと精神障害に精神薄弱・精神病質を加えることによっている。第二に、精神衛生法第三条の定義によるなら、精神障害概念は、精神病と精神薄弱・精神病質を含む概念として、精神病の上位概念として使用されている。法の対象は、何よりもまず「自身を傷つけ又は他人に害を及ぼすおそれがある」精神障害者であって、あくまでその部分として精神病者・精神薄弱者・精神病質者が並び立つという次第になっている。第三に、法の対象の精神障害者の内包はそれなりに限定的である。中山寿彦の説明から拾うなら、「正常な社会生活を破壊する危険のある精神障害者全般」、「長期にわたって自由を拘束する必要のある精神障害者」、「入院を要する者で経済的能力のない者」となる。こうした規定は、社会防衛・治安・保安の観点から規定されており、その限りにおいても、およそ精神障害者の「人権」を顧慮していないのであるが、ここで注意しておきたいことは、そうした規定を通して法の対象として主要に狙われている精神障害を何と解すべきであるのかということである。とくに精神衛生法が刑事法一般とは区別されるからには、言うところの「自身を傷つけ又は他人に害を及ぼすおそれ」を、一般刑事犯罪の傾向と等置するわけにはいかないはずである。そこで、第四に、「自傷」の危険性とは、正常な家族生活を破壊する「おそれ」を意味するものと解することができる。この観点からするなら、精神衛生法とは、家族内部の正常な生活を破壊する危険を家族で自治的に律する権能を、国家と地方公共団体が取り上げるものである。と同時に、家族がその正常な生活を維持するための保証を国家と地方公共団体に求めるものである。したがって、家族はその権能を国家に引き渡す代わりに、「同意入院」という権能を国家から与えられると言うことができる。第五に、中山寿彦の説明では、「人権蹂躙の措置を防止するため、精神病院への収容にあたっては、真の病気以外の理由が介入しないように注意」しなければならない。これは、家族が「真の病気以外の理由」をもってその構成員を精神障害者に仕立てることを想定しているが、実は詐病も想定していると見ることができる。また、「自宅において療養する精神障害者」が、「誤った療養」を行なうことを防ごうとしている。精神衛生法とは、「治療及び保護」する権能を家族から国家によって医療に引き渡すものなのである。このように、精神衛生法の主要な名宛人は、国と都道府県であることに加え、家族であることが強調されなければならない。だからこそ、家族から孤絶し「経済的能力のない者」については無条件に国家がその収容責任を負うことにもなる。

ところで、精神衛生法の対象たる精神障害者の数は、潜在的には「三百二十四万人ないし四百万人の多きに及ぶ」にしても、さほどの病院も病床も実は要しないはずである[6]。では、その数はどう見積もられているだろうか。中山寿彦は「国際水準」として、およそ二〇万床を要求している。そのとき退院率・再発率をどう見積もっているのか定かではないが、その「国際水準」は、家族生活と社会生活の防衛のために要する数に比してすでに過剰になっていると言うべきであろう。そして、この過剰性は、社会防衛の側からというよりはむしろ、家族と精神医療の側から由来するものであると見ることができるが、そのことは本法の改正時にあらわになってくる。

精神衛生法改正（一九六五年）——精神障害の行政的定義と医学的定義

この精神衛生法改正は、現在にいたる精神衛生体制の枠組を作っている。その衆議院提案理由説明から引用しておく[7]。

精神衛生法の一部を改正する法律案について、その趣旨を御説明申し上げます。／精神衛生施策は、近年とみにその重要性を加えてまいったのでありますが、最近における向精神薬の開発等精神医学の格段の発達とも相まって、必ずしも現行精神衛生法は新しい事態に即応し得なくなってまいったのであります。したがいまして、政府といたしましても、精神障害者に関する発生予防から社会復帰までの一貫した施策をその内容とする法改正をかねがね準備中のところ、その機運が熟してまいったため、今回精神衛生法の一部改正を行なおうとするものであります。

改正の第一点は、都道府県が精神衛生センターを設置することができることとした点であります。〔……〕改正の第二点は、警察官、検察官等の精神障害者に関する申請通報制度を整備することにより、精神障害者の実態を把握し、都道府県知事が行なう入院措置に遺漏なからしめるとともに、その医療保護に万全を期することとした点であります。／改正の第三点は、新たに緊急の場合における措置入院制度を設けた点であります。精神障害者は、その疾病の特質上、間々自傷他害の著しい症状を呈することがあり、社会公安上及び本人の医療保護のためゆゆしい問題を生じますので、都道府県知事は、精神衛生鑑定医の診察を経た上で、四十八時間を限り、これを緊急入院させ得ることとしたのであります。／改正の第四点は、向精神薬の著しい開発等精神医学の発達により、精神障害の程度のいかんによっては必ずしも入院治療を要せず、かえって通院による医療を施すことがきわめて効果的となった事情にかんがみ、精神障害者につき、新たにその通院に要する医療費の二分の一を公費負担とすることとした点であります。／改正の第五点は、在宅精神障害者に関する訪問指導体制の充実をはかった点であります。そもそも在宅精神障害者の把握とその指導体制の整備は、精神衛生施策の展開をはかる上できわめて緊要なことでありまして、第四点の通院医療費の公費負担制度の新設と表裏一体の関係にあり、今回の法改正の主要点をなすものであります。この見地から、新たに保健所の業務として、地域における精神障害者の訪問指導等を加え、また、保健所にもっぱら精神衛生に関する相談、指導等に当たる職員を配置し、その実をあげることとしたのであります。／改正の第六点は、最近における施設の整備状況等にかんがみ、従来認められていた精神障害者の私宅監置制度たる保護拘束制度を廃止し、それらの患者はすべて精神病院に収容することとして、その医療保護に遺憾なきを期することとしたのであります。
以上をもって、この法律の趣旨の説明を終わります。

提案理由説明によるなら、この改正は、精神医学の発達という「新しい事態」に即応させるためのものである。ところで、その「今回の法改正の主要点」は、通院医療費の公費負担制度と在宅精神障害者の訪問指導に置かれている。すなわち、社会防衛の対象と精神医療の対象が、家族が「保護拘束」しているはずの在宅精神障害者にも及ぶことに置かれている。そして、精神医学の効果は、「社会復帰」にも求められている。では、社会防衛・家族防衛と社会復帰の関係はどうなっているのだろうか。この点で、精神衛生法改正についての精神衛生審議会の答申は、精神衛生法の対象に神経症者も繰り入れようとしていたという事実に触れておく必要がある。精神衛生審議会答申書は、こう述べている。

現行法立法の際の審議過程を顧みると、神経症につき、その程度の重いものはこれを精神病として考えようという論があったが、少くとも精神医学の常識に従えば、精神病と神経症とは異種のものであり、神経症の程度が重くなると精神病になるということではない。／しかしながら、神経症も、その程度が重くなれば自傷他害のおそれを生ずる場合もあるのであり、法第二十九条の適用に関しては、従前からこのような者については、本法に規定する三種類の精神障害者と同様に措置入院手続をとるという運用が行なわれている。たしかに自傷他害のおそれのある精神の障害を有する者につき、本人の医療保護及び社会公安維持のためこれを強制入院をさせることは必要なことといえようが、だからといって、法律で「精神障害」と認めていない精神障害につき類推解釈をして人身の拘束を伴う行政処分を行なうことは、やはり大きい問題を生ずるものといわなければならない。従って、「精神障害」の定義を拡げ、「神経症」を加えるべきである。（江副、一九六五、一一頁に引用）

精神衛生審議会答申書は、社会防衛を本質的目的とする法の対象を、その法目的に反してまでも拡張し、そのことでもって神経症に対する医療の国家的保障を獲得しようとしている。犯罪傾向のある精神障害者に対する社会防衛を梃子として、「治療や指導を受けないまま在宅している」神経症者、しかも労働可能なはずなのに労働していないであろう神経症者をも精神病院を中核とする医療体制の対象としようとしている。これに対して、審議過程において慎重な姿勢を示していたのは、むしろ行政側であったことは想起されてしかるべきである。法務省人権擁護局は、「これでは第二十九条要件の拡大であり、障害者すべてに措置要件が広がるのではないか、それでは人権侵害ではないのか」と当然の異論を提出している（広田、二〇〇七、八三頁に引用）。厚生省公衆衛生局長も、同様の指摘をしていた。

国としての医療保障は保険で行っている。足りぬものは生活保護でまかなっている。この基本は崩せない。結核などの公費負担は医療保障を前提としていない。これは公衆衛生、感染防止からの公的負担である。精神衛生法は社会防衛的な考え方に基づいた公費負担である。これを医療保障的に扱うことには省内の反対・抵抗が強い。措置要件に疑義ありとなれば、人権侵害を現に行っていると表明することになり、早急に是正すべきものであり、措置入院のワクは縮少すべきことになる。

(広田、二〇〇七、八二頁に引用)

行政側からの結核についての発言にあるように、措置入院は社会防衛上の強制入院制度であり、治安という理由から公費負担となっているのであって、それを本質的目的とする精神衛生法の下で、精神障害の範囲を神経症まで拡大し、しかも措置入院の対象にも含めることで医療の保障を確保するなどということは人権上からも財政上からも保険原理上からも到底許されることではない。国家が責を負うのは、犯罪傾向のあると目される精神障害者の収容・治療・指導だけであって、精神疾患一般の収容・治療・指導ではない。ところが、精神衛生審議会の側は、社会防衛を梃子にして医療化の拡大を狙っている。一方で国家は社会防衛の観点からしても精神障害の精神医療の拡大に対して謙抑的であり、他方で精神医学界は社会防衛の名目の下で精神医療の拡大に邁進するという構図こそが、それ以後の歴史を動かしていくのである。一九六九年の学会改革では、精神衛生審議会に関与した大学人の「妥協的」姿勢が批判されることになるが、実は、精神衛生法改正の体制の下で、その枠内で、その枠を決して外れることなく、改革と批判も進められていくことになる。

関西精神科医共闘会議の「最大限綱領」

日本精神神経学会改革運動の口火を切る文書と目される、一九六九年五月一八日付の「関西精神科医会」の文書「今後の運動方針と組織論的展望」の検討から始めよう（青年医師連合中央書記局、一九六九、三七五 - 三七九頁）。

この文書の情勢分析によるなら、「我国の国家独占資本」は「帝国主義的再編」を進めており、その中で「医療（ことに精神医療）」の「再編」を進めようとしている。その再編は、「⑴労働力として回復させ得ない慢性疾患に対する医療剥奪過程」と「⑵治安、警察的機能をますます強化する過程」として進められている。これに対する「抵抗」の基本方針は三つになる。第一に、「医療合理化、独立採算制粉砕」である。これは、精神科医療における「定員充当→定員増の運動」として打ち出される。第二に、「精神科医療の治安的再編、強制収容所化阻止」である。これは「刑法改正」阻止として打ち出されるが、「その前に現在の措置入院（「自傷、他害のおそれ」）そのものが保安拘禁という役割をもって」いると認識し、措置入院を定める精神衛生法第二九条そのものの「廃棄」が打ち出される。そして文書はこう続けられている。

そのためには、まさに「社会防衛」の手先とならざるを得ない鑑定医拒否、返上、措置患者診療拒否の運動を起こす必要がある。いわゆる〈進歩的〉精神科医が二九条を広く解釈して、医療保障的に活用した態度は、まさに、そのことによって精神科医療は「自傷、他害のおそれ」によって患者を強制収容するものであるとし、社会防衛、公的監置の思想に市民権を与えてしまったのである。

ところが、この文書では、措置入院制度を活用して国家による医療保護を引き出すいわゆる経済入院・経済措置を推し進めてきた「〈進歩的〉精神科医」を退けるための方針を実際には打ち出せてはいないのである。言うところの「運動論的には異なった側面をもつ大学精神科における闘い」の現状を顧慮せざるをえなかった事情はあるにせよ、第二九条の「廃棄」も、「措置患者診療拒否」も、「運動論的」には実行不可能であったし、その後も実行不可能であり続ける。[8]なぜか。「これに代わるのは、当然全面的な医療保障である」として、精神科医療の充当と拡大を国家政府に対して要求し、「〈進歩的〉精神科医」と寸分違わぬ方針しか打ち出せないからである。[9]さて、第三の「抵抗」の基本方針は、「医局解体、教育・研究の自主管理」であるが、そこで目指されていることは、次のようなことでしかない。

例えば運動の必要性からA大学からB大学への移籍が運動者の確認によってスムーズに行なわれ、ある闘いうる病院が設定されればA大学からも、B、C大学からもただちにそこに医師が行きうるような体制が創られなければならない。／そのような大学のなかで新しい精神科医療のイデオロギーが生まれ、精神医学の理念が生まれることを期待したいのである。

運動の立場から拠点病院を求めることはあるいは認められるかもしれないにしても、その「体制」化が方針として打ち出され、しかも別の精神医学・精神医療が求められているのである。そして、以上の三つの方針が、驚くべきことに、何と「最大限綱領」として打ち出されるのである。この文書にもうかがえるように、大学闘争は、少なくとも精神医学・精神医療の場においては、その立場を問わず、医療化の改良運動・拡大運動としてのみ進められることになる。[10]

小澤勲の「反」

この点を、当時の学会改革を担った精神科医のうちで最も記録を残している小澤勲について確認しておく。小澤勲は、学会改革開始直前に、「幼児自閉症論の再検討」と題される二本の論文を書いている。その一本目は、自閉症と目される児童の症例研究であるが、そこではある聾者が典型例としてあげられている。

症例七　S・H　♂　一九五五年九月生（一九六七年九月初診。当時一二才〇カ月）／初期発達著しく遅れ、定頚［首のすわり］一才、初歩四才。三才頃に両親が聴力障害に気付いている。残聴なく、全聾。／一年就学猶予で聾学校特殊学級に入る七才頃まで一室に閉じこめられており、近隣でも本児のような子がいることを知らなかったほどである。〔……〕以上のように考えたうえで、症例七を自閉症形成における一つのモデルとして検討してみたい。本症例では感覚障害、発達遅滞、乳幼児期のデプリベイションが症状形成における重要な要因であることに異論はないであろう。〔……〕このような結果生じた症状にはかなり自閉症児のものと類似したものがある。（小澤、一九六八、九頁、一七頁）

生来の聾者、しかも手話による言語獲得機会を失った聾者の症状を、自閉症形成のモデルとするという態度についてはさまざまな歴史的・批判的な論評が可能であるが、いま強調しておくべきは、小澤勲が、このような聾者も対象に含めて、精神医学と精神医療による発達保障論を唱えているということである。二本目の論文から引用する。

幼児自閉症の治療はまだ出発点にたったばかりであって、入院、外来、薬物、遊戯治療等々の多面的接近が必要であるにもかかわらず、現在のわれわれにはそれだけの社会的機会が充分に与えられていないといえば弁解になるだろうか。今後、種々の方面での運動と努力を通じて経験を重ね、再度論じてみたい。（小澤、一九六九a、二六頁）

入院・外来・薬物・遊戯治療等々の精神医療的接近の「社会的機会」をより多く獲得すること、そこにおいて精神医学的「経験」をより多く重ねること、それに基づき児童精神医学的研究をより多く進めること、この姿勢は一九六九年に始まる学会改革においてもまったく変わることはない。第九回日本児童精神医学会について、小澤勲はこう書いている。「児童精神科」と標榜していることにも注意されたい。

学会は単に〝学問〟の集積所であってはならない。むしろ、運動体としての児童精神科医療を前進させる先兵の役割を担わなければならないと考える。何故なら、今、われわれの前にある状況は、放置しておいても児童精神科医療が進展するというように甘くはないからである。むしろ、放置すればわれわれがどうしても取り扱わなければならない対象の児童から医療が奪われ、まったく放置され、家庭に責任が転嫁されるか、収容所のように閉じこめられて単に延命がはかられるだけというこことになりかねない。このような状況を打開するための運動を全く抜きにして〝学問〟は語れないし、一〇周年を迎えて一つの転換期にさしかかっているわれわれの児童精神医学を大きく発展させる道は、全国の子どもの発達と医療を保障する運動と組織体系をつくりあげていく以外にないとわたくしは信ずる。（小澤、一九六九b、六三頁）

状況を打開する「運動」は、いささかも精神医学や精神医療を否定するものではない。むしろその「運動」は、医療化の進展、医療化による発達保障を押し出している。したがって、その「運動」が敵対しているものとは、「われわれがどうしても取り扱わなければならない対象」から精神医療を奪っている限りでの「家庭」と「収容所」であり、学会旧指導層と国家政府であるということになる。ところが、その「運動」は、国家政府に対する医療資源の分配の要求として進められている。その限りにおいて、表面的には精神衛生法の社会防衛に対して異論が唱えられていくが、社会防衛に反対するからといって「野放し」を求めるのではない。「放置」するのではなく、治療と保護の下に置くことを要求していくのである。しかも国家政府こそが精神医療の責務を負っていると主張していくのである。社会防衛を務めとする国家から精神医療を務めとする国家への「変革」、これが「運動」の目標である。

小澤勲は、一九七〇年の論考で、こう論じている。「子どもの発達を保障する道」を確立しなければならない。「本来、国が保障すべき対象を個人へ、家庭へ、「私的社会事業」へと責任転嫁していく体制を否定しなければならない」。それに対して、児童精神科医療は制度化され国家化されなければならない。それが発達を保障する道である。したがって、各種の中間施設や移行施設は、医療を剥奪されているという理由でもって否定される。小澤勲は、制度＝施設を医療化することを要求する、いわゆる「医療の傘」論の急先鋒なのである。しかも、医療による発達保障と社会復帰の目的は、暗々裏に就労に置かれていくことにもなる。

労働力として再生産できない対象からは医療を剥奪し、「第二種病院」、「緊急救護施設」などの名でよばれる「慢性アパート」に収容していくという方針がすでに実行され、あるいは予定されている。そして、「廃疾」というレッテルをはることで金をひきだす制度が堂々と存在するのである。／ことに精神障害児に対して現在、厚生省から出されている「精神障害社会復帰センター」は200人の患者（患者ではないというために「精神障害回復者」という奇妙な新語を造りだしているが）を1人の所長（医師）を〔ママ〕1人の非常勤医師、3人の看護婦、パラメディカル・スタッフ、用務員を含めて40人でみさせようとするものである。これは病院でもなく、福祉施設でもない精神衛生法改正によって精神衛生法の施設になるのだそうだが、すでに児童の場合に、このような施設がそこの職員の努力にもかかわらず、どのようなものになるかをみてきたわれわれにとって、どうしても見過ごすことのできないものである。（小澤、一九七〇、四七頁）

ここで児童の施設の経験が参照されることに留意したい。歴史的に振り返って、病院でも福祉施設でもない収容施設の始まりは、精神薄弱児施設であると言うことができる。また、精神衛生法はその対象とする精神障害に精神薄弱を含めているからには、精神薄弱児施設は犯罪傾向の予防施設であり、その限りでの発達と教育を保障するものであると言うことができる。これに対し、小澤勲は、それが医療や福祉を奪われているということをもって批判する。国家が精神薄弱児施設に対して医療や福祉や教育を保障して労働力として（再）生産することを目指すべきであると主張するのである。とするなら、社会防衛の役割が収容から医療・福祉・教育へと移されるだけの主張に見えるわけだが、もちろん小澤勲はそうは認めない。というより、そのような（自己反省的な）見方は思いつかれもしない。そのようであるからこそ、国家による社会防衛と医療・福祉・教育による「発達」「社会復帰」を区分する線として、管理・統制なる概念が浮上してくる。国家は管理・統制するが、医療・福祉・教育はそうではないということで差異化するわけである。そこにこそ、管理社会論の機能がある。

広域行政、道州制と結びつき、さらに新産業都市計画と密接に連関性をもって精神領域においても基幹病院が作られるだろう。しかも、精神科の場合には治安的管理をその一つの主要な支柱としている国家は単に基幹病院というより、むしろ〈センター構想〉をもって、障害者（児）の管理・統制を考えるに違いない。（すでに具体的構想まで発表されている。）そこでは「ユリカゴから墓場まで」障害者をみるという。一たん、センターに〈登録〉された障害者は「墓場」まで管理され続けることになる。そして、そのためには「パラメディカル・スタッフ」が医師にかわって必要とされるだろう。（小澤、一九七〇、四八頁）

「ユリカゴから墓場まで」管理・統制するのは国家やパラメディカルであってはならない。それは医師でなければならないというのである。小澤勲個人に見られるこの〈精神〉は、学会討論集会においても確認できる。

精神神経学会――「本当」の精神医療、「本来」の自分

一九六九年五月二〇日・二一日・二二日に金沢市で開催された第六六回日本精神神経学会、いわゆる金沢学会は、全日程を学会のあり方を問い直す討論集会に切り替え、長時間にわたって議論を進めている。これを受けて、同年以降、日本精神分析学会、日本精神病理・精神療法学会、病院精神医学会、地域精神医学会、日本児童精神医学会、九大神経精神医学会、臨床心理学会などが、学会総会を討論集会に切り替えて議論を進めることになる。一九六九年は、精神・心理系の学界の歴史において画期をなしているのである。

この金沢学会で何度となく強調されるのは、「精神科医療」の「荒廃」である。その「荒廃」とは、一方では既存の精神病院での状況を、他方では政府の医療政策を意味している。そして、医療の荒廃に抗して、真の医療化を進めるということが一致点となっていく。その次第を確認しておこう。

小澤勲　われわれの当面する精神科医療というものは、政府の、労働力にならない疾病からは医療を剥奪していくという政策のもとで、ますます荒廃の一途をたどっている。そして健保抜本改悪等々を境にして、七〇年を境にして、われわれがほんとうになおしていかなければならない患者さんたちから、医療を完全〔に〕奪われていく。独立採算制はますます強化され、低医療費政策という形で、どんどん推し進められているという状況があるわけです。〔……〕われわれは一体ほんとう

に精神科医として、医師として、ほんとうにわれわれはこれから生きていけるのか、それとも警察の手先として、ただ社会防衛のために、社会の不安のために、患者を1つの病院に押し込めていく。そこでは病院でもなくなってしまう。そういうような人間に甘んじてしまうのか、どちらかだというふうに私は考えるわけです。（日本精神神経学会、一九六九、一〇四三頁）

不明氏（［評議員会］傍聴者）　これは関西精神科医師会のパンフレットあるいはビラに出ておりますので、そのポイントだけをちょっと読みますと、予測される精神科医療の情勢は、第一に七〇年代の政府の医療政策の中では、精神病の患者たちは政府や独占資本にとって投資価値のないものとして位置づけられ、したがって基本的には医療の対象から追放されるということだと。第二に、きびしい医療情勢の中で精神病院は、公私立を問わずに徹底的に医療従事者を削減し、人件費を切り下げ〔……〕精神科医は空洞化の一途をたどらざるを得ない。〔……〕一体これから先医者でおれるのかおれないのか、それすらわからないという、極論すればそういう危険な情勢にある。それから第三に、これはいまちょっと簡単に言っておきますけれども、われわれの仕事の中には社会保安的な側面があります。その社会保安的な側面が強化されることによって、本来の治療的側面が破壊されるという面がある。で、こうして放っておけば精神医療はどんどん荒廃していくでしょう。（日本精神神経学会、一九六九、一一〇四頁）

社会防衛のための「警察の手先」に対して「ほんとう」の精神科医が、社会保安的な側面に対して「本来」の治療的側面が対置されているわけだが、事はさほど単純ではないことは、医療の荒廃化に抗して医療化を進める議論を少し検討すればすぐにあらわになる。その議論によるなら、政府と独占資本は、労働不能な精神病者の医療を放棄したがっているので、これに対し、本当の精神医療を強化し精神病者を治療しなければならない。では、その「本来」の医療と治療の目的はどこに置かれるのか。労働不能と見なされる精神病者をして労働可能な者にすることであろうか。とすると、それは政府と独占資本に奉仕することになってしまう。あるいは、医療と治療の目的は、労働可能な者にならずとも社会生活を送れる者に、端的に言えば病院外で暮らしていける者にすることに置かれるのか。とすると、それは部分的には、社会保安的な役割を果たすことになってしまう。「本当」の医療化は「本当」に成功するなら、政府と独占資本と社会保安に貢献するのである。とするなら、「本当」の医療化の要求は、「本当」は政府と独占資本も認めて然るべきであるという語り方へも傾いていく。そして、現実にも、精神衛生法改正の〈精神〉からしてそれは体制的に認められていく。とすると、一体全体、偽の精神医療と真の精神医療をどう区別できるというのか。政府と独占資本にとっての社会復帰・治癒と「本当」の社会復帰・治癒をどう区別できるというのか。そもそも、こんな袋小路めいたものを生み出す議論のその前提は正しいのか。政府と独占資本は、本当に精神病者を医療の対象から外そうとしているのか。特定の医療費や医療従事者を削減したりすることはあるにしても、本当に医療全体を削減したがっているのか。政府と独占資本が精神医療に投資するとして、その目的は本当に社会復帰させて労働可能にすることなのか。実は、そこからして誤認があるのではないのか。[11]

もちろん、依然として国家は、精神障害者の医療の目的を社会防衛に置いている。それに役立つ限りで、精神医療に投資している。逆に言えば、国家には、それ以上に精神医療を拡張する動因はないということになるはずである。ところが、国家は精神医療の範囲を拡張してもいる。精神病院を増設している。とすると、どういうことになるのか。改革の側が求めている「本当」の精神医療こそが、社会防衛に寄与するからではないのか。それこそが、医療化という産業化を通して、独占資本に寄与するからではないのか。そのようにして政府・独占資本と精神医学は結託しているのではないのか。社会防衛と精神医療を切り離すことは簡単ではないことは、以下のような言説にもあらわである。なお共著者は千葉大学精神神経科医師連合の出身者である。

なぜ強制的に入院させてまで医師が医療を継続しなければならないのか。やはりその裏には患者が何等かの理由で本来の自分を失った状態にあって、放っておいてはその人本来の意志を表現できず、社会に適応していけず、ついには生活を維持できなくなるおそれがあるからである。治療を続けることによりそのような状態からぬけ出せるだろう、と医師が判断したということであろうと思う。そしてそのなんらかの理由の大部分に〝疾病〟ということを頭に思い浮かべているのではあるまいか。（仙波・矢野、一九七七、五〇－五一頁）

精神科医からするなら、人はその「本来」の自分を失い「本来」の意志を表現できなければ社会に不適応になり生活を維持できなくなる。「本来」の自分を失い「本来」の意志を表現できない状態が精神病なのである。では、その社会的不適応はいかなることと捉えられているのか。少なくともその一部には、自傷他害の危険が想定されているはずである。そして、事件を起こしかねない傾向性を「本来」性の喪失した疾病と捉えて治療対象とするのであってみれば、精神医療と社会防衛は本質的・本来的に表裏一体であると言うべきである。社会防衛から本質的に区別される〈純粋〉精神医療はおそらく存在し得ないし、精神医療は真であれ偽であれ必ず社会防衛によって〈汚染〉されるということを、善し悪しの問題以前に、率直に認めるべきである。一九六九年以降の学会改革運動は精神衛生法の体制の一部であると言わなければならない。[12] 他の学会についても確認しておく。

児童精神医学会──学校教育化と医療化

児童精神医学会の学会改革委員会常任委員は、一九六九年一一月二一日・二二日に学会が新生したと宣言している。

第一〇回日本児童精神医学会はプログラムを変更し、二日間とも討論集会として開催された。討論集会は、児童精神医学会の存立基盤を問い、今後の児童精神科医療、福祉、教育など広範囲な領域における本質的問題提起と討論がなされるという画期的なものとなった。日本児童精神医学会はここに第二の誕生をみたのである。（日本児童精神医学会改革委員会常任委員、一九七〇、一頁）

では、旧来の学会の何を否定して、新たに何を肯定して学会を再生させたというのか。全国精神科会議・千葉大学精神神経科医師連合の文書（一九六九年一一月八日付）を参照しておこう。

児童精神医学会は発足以来一〇年になりますが、殆んど致命的ともいえる欠陥を露呈して来ていると私達は考えます。それは(a)学会発表の内容が大学アカデミズム中心に偏り、医局講座制擁護の傾向を強め、「児童精神医療」という視点が全く欠落し、(b)そのため、児童精神医療と直結した精薄施設、児童相談所、特殊学級、学校等において、急速に進行しつつある児童からの医療の剥奪、即ち医療対象となるべき、重度に障害された子供達が放置され、又、一部は収容所化した医療不在の施設に押しこめられ、教育の権利をも奪われている事実、医療再編制合理化の波の中で独立採算制を強いられる児童精神医学の臨床が圧迫されている事実、いわば「児童精神科医療は存在し得ない」状況に対し、何ら有効な対処手段を持ち得なかった。（日本児童精神医学会改革委員会常任委員、一九七〇、三頁）

否定されていることは、第一に医局講座制と研究業績中心主義、第二に学会旧指導部が児童精神医療を擁護できていないことである。これに対し肯定されていることは、児童精神医療、教育の権利である。そして、これは「児童」精神医学会だけにとどまらないこの時期の特徴であるが、絶えず「医療の対象となるべき」障害児童の状況が参照され、障害児童の就学問題が前景化してくる。討論集会の記録から拾っておこう。

小池清廉　はじめに、重症精薄だけを集めていることの意味を考えたい。〔……〕分類収容、細分主義、すなわち、はじめは軽い程度のものをある程度すくいあげ、問題になったものを再分類して、問題になったものだけを施設を作って収容する、あるいは、何らかの法律を作って押しこめるといったやり方の結果として出てきたものである。この厚生省の分類収容に学者として協力してきた御用学者がたくさんおられる。そういう方には本学会の理事・評議員にも名をつらねておられる。政府の障害者切り捨て政策に呼応したもので、一見科学的に見えながら児童の発達を無視している。

〔……〕医師、看護婦、心理などの教育課程に、障害児をいかに療育するかについては全然織りこまれていない。学会も大学も何一つしてきていない。〔……〕これはもっぱら福祉の対象であろうと考えて医療の対象とは思わない。そう思いこまされている。〔……〕隔離収容施設、飼い殺し的施設でしかないというのが私的社会事業の現実である。こういう現状で、わたくしも含めて職員はどこから学んだか。〔……〕何から学んだかと言えば、母親が全国的に起した保育所運動、あるいは就学権獲得運動――就学猶予免除返上運動、それから現場の労働者の闘いから障害児の問題を勉強した。[13]
(日本児童精神医学会改革委員会常任委員、一九七〇、二六―二八頁)

ここで要求されているのは、教育、それも学校教育である。こうして「発達」は学校化され医療化される。もちろん、そこでは、さまざまな疑念が湧き出てくる。

浅香須磨子　これまでどのようにわたくし達が対処したかを自己批判的に話し、さらに今後その状況に対してどのように闘い、その中でどのように運動体を組織していけるのか、という形で問題提起したい。小児病院は4年前にできたが、これが作られた動機は、病める子ども達を純粋に治そうというよりは、むしろ現体制を支えているホワイトカラー、中堅層の子弟を新たに次の世代をになうものとして育成し治療しようという体制の要望があってたてられたものである。そういう病院の中で独立採算制を頭から押しつけられたわれわれは医療点数を上げること、数多くの患者を診ること、それのみを要請される。点数を上げる機械としてしかみとめてもらえない。一人の患者を一生懸命精神療法するよりは、脳波をとって、レントゲンをとる方がもうかる。しかもその子が将来税金を収められるように治すことが要求される。だから、重症の子がきても、それは施設に送るとか、就学猶予してお家で面倒見なさいとか、機械的な外来のふり分けしかやれない。そのように現体制の枠にガッチリはめこまれたわたし達が何をしてきたか。これから何をできるのか。(日本児童精神医学会改革委員会常任委員、一九七〇、二四頁。浅香、一九七〇参照)

こんな堂々巡りの帰結はといえば、重症ではない精神障害児を「純粋に」治すこと、「一生懸命精神療法する」こと、そのための「医療点数」を要求すること、「設備」や「金」を国家に要求することであり、そのようにしかなりえない。では、「脳波」や「レントゲン」で「医療点数」を上げて「独立採算制」を維持し、よってもって「中堅層の子弟」を納税者へ育成するという「要請」を発しているものは何か。その「要請」を発するものは、「中堅層」「現体制」と、ときに「資本主義」と称されるわけだが、それらに対する批判はまったくかき消えていく。こうして、新生学会は、「わたし達」の自問自答の場として再編成されていくことになろう。

小澤勲　たとえば退院した学校恐怖症児が家で暴れているから迎えにきてくれといわれたときに、わたくしは看護婦をつかまえて「あなたは行くのか行かないのか」「行くとすればどういう説得をするのか」「説得しても来なければ注射を打ってつれて来るのかどうか」「なぜ警察に言わないで精神病院へ言ってくるのか」といった際限のない議論をくり返した。これは今でも結論の出ることではありません。そこで出てくる意見をわたくし達は組織してきた。そしてその中から人員要求、待遇改善の要求も出てきた。(日本児童精神医学会改革委員会常任委員、一九七〇、三一頁)

「看護婦をつかまえて」の議論、これが研究教育と称されていくのである。いささかも医師たちは自己否定などしていない。むしろ自己否定を念頭に置きながらのその手前での自己批判的な談論が、今度は運動や研究と称されていくのである。そして、出される結論は「人員要求、待遇改善の要求」でしかない。とはいえ、ごく稀にではあるが、学会の討論記録を通して「反」と「脱」が微かに垣間見えることはある。

高木隆郎　わたくしははじめて、二〇年前近く前に児童の精神障害者に直面したときの言いようのない無力感、孤立感を思い出す。〔……〕今日、なるほど自閉症という名が、週刊誌、テレビに氾らんし、また、ためらうことなく学校恐怖症という診断を下せるようになった。しかし、昨日以来の多くの発言に見られる通り大学の精神科は児童に対し国民に対し児童精神科医療を殆んどなすことができなかったということは悲しむべきことと言わねばならない。今年の七月、京都府下で、幼児が何者かによって溝につき落された事件があった。翌日、警察は一三才の自閉症の少年が加害者であると断定した。この事実認定に問題がないとはいえないが、それはさておき、各新聞紙は例によって一斉に自閉症児の犯行として書き立て社会防衛論的な治安問題としての扱いをキャンペーン的に行なった。わたくしは、そのことに憤りを感じたが、何ら抗議は行なわなかった。だがここで言いたいことはこれからである。京都新聞の伝えるところでは〈両親は本児を一切の施設に入れることを拒否し、愛情で治すと言って自宅療養してきた〉という。わたくしは胸をつかれた。親は、いっさいの現実にある治療施設を信用していないのである。われわれだって信用する施設を知らない。かかる状況では親が子どもを自宅におくのはきわめて当然の権利である。親が信用しないのは施設というよりは、われわれ専門家であることを痛感せざるを得なかった。〔……〕朝日新聞に京都府、児相〔児童相談所〕の責任者の意見として自閉症児を地域で暖く見守ってやれ、リジェクトするなと書いてある。しかし、暖く見守ったからといって障害児の人権は回復され差別はなくなるのか。われわれが自閉症児を治療しつくすことなしに、専門家であるわれわれが治すことができないでどうして差別が撤廃されるのか。（日本児童精神医学会改革委員会常任委員、一九七〇、三三一－三三三頁）

児童精神医学は「信用する施設」を作るべきだというのである。母親が信用して子どもを渡すことのできる施設と治療を実現するのでなければ、差別の撤廃もありえないというのである。これこそまさしく精神衛生法改正の〈精神〉である。精神衛生法改正は、「治療も指導も受けずに在宅している」精神障害者を医療の対象としようとするものである。社会防衛の対象をそこまで広げながら、医療・福祉・教育といったソフトな体裁の下で社会防衛を目指すものである。とするなら、いずれ犯罪を行なうかどうかにかかわらず、自閉症児を自ら育てるこの親子こそが、当時の精神の体制全体に対して抗しているというべきである。そのことが「愛情で治す」という言葉にこめられているのである。高木隆郎はそのことを感知してはいるが、その親の手から自閉症児を引き離して、「信用」ある施設と治療の下に奪い取ろうとするのである。

精神分析学会——精神療法の上昇

第一五回日本精神分析学会総会は、一九六九年一〇月三日・四日、「学会のあり方を考える討論集会」として行なわれている。この討論集会で、学会旧指導部（精神分析の導入における第二世代にあたる

「第二グループ」は、大学精神医学の基礎学として精神分析を位置づける姿勢を示すが、今度はそれが医局講座制の肯定と解されて批判されていくことになる。先に、その「第二グループ」の発言を拾っておく。

土居健郎　告発された一人の土居です。〔……〕精神分析の日本における発展と阻害因子についてはもっともと思うが、精神分析は、フロイドも云っているように、そんなに中に入ってくるものではない。そんなに定着しないものである。何故なら本来クリティーク、精神のクリティークだから定着しないと思う。〔……〕我々に対する功罪について、私は医局講座制を目のカタキにはしてこなかったかもしれない。しかし一番大事な我々の罪、いたらなかった面を指摘していない。それは次の世代の教育の面がうまくいっていないことである。この討論集会もそのためにあると思う。〔……〕慶応ならびに九大で古典的な技法をなるべく生かしてやっていこうとして小此木さんが構造論、西園さんがアナクリ、といったように何とか適応させようとしたと思う。精神分析の古典的なやり方は、精神医療では意味がないと思う。実際誰でも自分なりの精神療法をやっているのだから、その精神療法をもう一度検討する。そして、その時に精神分析的洞察と云うのが役立つと思う。精神分析は、精神科医の教育に役立つと思う。私は精神科医の教育を通して精神医療にかかわる。〔……〕精神分析を他の精神科療法と、同じ次元でとらえるのはまちがっていると思う。（日本精神分析学会、一九七〇、二〇頁、二五頁）

小此木啓吾　第2グループの功罪が出されたが、3人には個人差がある。分析のパイオニアには疎外者意識がある。だから逆説的かもしれないが、金沢学会との関連で分析学会の問題が論じられるということを知って、精神科の医療の中で精神分析も公認されるようになったのかと云う self-esteem のたかまる気持がする。私は、何とか精神分析を日本の精神医療の中で適応させたいと思い努力してきた。〔……〕精神医療の中へ流し込むためには、医局講座制を使わざるを得なかった。医局講座制の中でスーパービジョンを行うと、どんな弊害が起るかは知りすぎるほど知っていた。しかし弊害があってもやったほうがよいということはあると思う。精神分析プロパーを定着させたというより、精神分析的なオリエンテーションを持った精神医療を発展させたいと思う。学会それ自体がこの二面性のうちどちらを重要視するかは三人の中でも共通点と差がある。〔……〕学問としての精神分析は必ずしも医療でなくてもよい。ただしもう一つ、そこから得られたものを精神医療の中に応用して再生産してゆく面があるのはたしか。そしてこの後者の問題を今日は考えるという風にとらえればよい。精神病院でできる精神分析的なものとは何なのか。生活療法とか集団療法の中にも生かせるように、指導してきたつもりである。（日本精神分析学会、一九七〇、二〇頁、二五頁）

西園昌久　精神病者を人間として扱うようになったのは、精神療法の可能性がでてきたからでありその創始者が Freud である。従って、精神分析や精神分析療法こそ、精神医学の基礎をなすべきであると考える。〔……〕私は、大学で［分析を］やっているので差額はとっていない。「金をとらないで精神分析ができるか」という一面はあるが、外国では social economic upper class のための中でだけやっているのは苦々しい。私は精神分析がみんなのものになるように志向さるべきと思う。economic な position で、治療が差別されるのは、避けるべきと思う。これは日本ではできるのではないかという希望をもっているが、これは我々が医療制度とどう対応するかに関連してくると思う。〔……〕日本の医療は、国民皆保険でやられるようになっている。この中では医者の教育は国の保証でやられるべきだと思う。（日本精神分析学会、一九七〇、二四－二五頁）

三人ともに、精神分析と精神（分析）療法を区別している。その上で、土居健郎は精神分析の純粋学問性を擁護し、小此木啓吾は精神分析の応用を承認し、西園昌久はその応用的な精神分析療法を国民皆保険制度によって万人のものにすると主張している。ところで、「第二グループ」を批判する人々も、より即物的になるとはいえ、精神分析的な精神療法の医療化を求めることに変わりはない。[14]討論集会実行委員（河合洋・北田穣之介・馬場謙一）の文書に触れておく。討論集会実行委員は、日本における精神分析の発展を阻害してきた要因を列挙している。「政府の低医療費政策、薬剤偏重、技術軽視の健康保険制度のもとで、精神療法の点数は極端に低く評価されている」というわけである。したがって、「精神内界中心主義を超えて、地域精神医学、病院精神医学と緊密に手を結んで、正しい精神医学の臨床を目指す」べきであるということになる（日本精神分析学会、一九七〇、一七頁）。こうして精神分析学会の改革は、純粋学問としての精神分析を応用して、各種の精神療法に対して高額の保険点数を認めさせ、地域や病院や各種施設内部に精神療法を広めることを目指すことに収斂していくのである。[15]

4　精神と心理の統治体制へ

精神病院数・病床数のピークは一九九〇年代初頭にやってくる。精神病院を中核とする体制は、一九九〇年代初頭に〈完成〉するのである。ところで、この精神病院数・病床数の増加傾向について、岡田靖雄はその要因を以下のように列挙している。第一に、「技術革新、向精神薬の導入」である（これがどうして病院数増加の要因になるのかの説明はない）。第二に、精神衛生法の一連の改正によって精神病院に対する国庫補助制度などが実施されたことである。第三に、一般病院以下の人員数を認める「定員特例」である。第四に、一九六〇年の医療金融公庫の発足である。第五に、「他科からの転向」、とりわけ結核病院の精神病院への転換である（岡田、二〇〇二、二〇五－二〇八頁）。ところが、驚くべきことに、岡田靖雄に限らないが、供給側の要因として医師数増加はあげられていない。そもそも需要側の要因はまったくあげられていない。まるで国家政府の政策効果だけでもって精神病院数・病床数が増加したかのように、それゆえに、精神病院数・病床数増加の原因と責任はあげて国家政府にあるかのように歴史が叙述されているのである。

言うまでもなく自明なことであるが、そして自明であるにもかかわらず無視されてきたことであるが、病院化と施設化が拡大されるためには、それを運営する専門家の供給が不可欠である。病院化と施設化に意義を認めてそれを己の職務として引き受ける〈精神〉の専門家の供給が不可欠である。これも無視されてきたことであるが、精神病院数のピークは、社会防衛体制が批判され学会が改革され人権擁護が進められたはずの一九九〇年代初頭に、大学闘争が終焉し社会運動が勃興して一九七〇年代を過ぎ、精神医学がブームとなり反差別論言説が普及した一九八〇年代を過ぎての一九九〇年代初頭にやって来ているのである。この厳然たる歴史的事実はどのように説明されるというのであろうか。しばしば語られてきたことは、英国や米国に比しての日本国の「遅れ」や、精神障害者における障害者運動の「遅れ」である。言うまでもないが、それでは何の説明にもなっていない。ここまでの検討から少なくとも言いうることは、戦後復興期の病院化と施設化を新たな段階へ押し上げる〈精神〉をもたらしたのは、一九六九年の学会改革であるということである。そして、その〈精神〉は、「反」や「脱」であったどころか、まさに精神衛生法体制の枠内のものであった。

このように見てくるなら、一九八七年の精神保健法は、それまでの変化を法的に追認したものであると捉えることができる。このとき初めて、社会復帰施設として、生活訓練施設と授産施設が法定化されている。その後、一九九三年改正で、精神障害者地域生活支援事業（グループホーム）が法定化され、一九九五年改正で、社会適応訓練事業（いわゆる職親）が法定化され、一九九九年改正で、精神障害者地域生活支援センターが法定施設とされ、居宅介護等事業（ホームヘルプサービス）と短期入所事業（ショートステイ）が法定事業に追加されている。この過程において、一九九五年改正では、法律名も「精神保健及び精神障害者福祉に関する法律（精神保健福祉法）」となり、精神医療と精神保健と社会福祉が連携する法体制が確立し、新たな段階が始まったわけである。

このようにして精神と心理に関わる諸機関の連携が開始したのであるが、それを駆動しているのが、精神科診療所の増加である。精神科診療所数は、精神保健法制定の一九八七年には一七六五カ所、精神保健福祉法制定直後の一九九六年には三一九八カ所に達し、二〇〇五年には五〇〇〇カ所を超えている。(16) この動向の〈精神〉も、大学改革を担った精神科医によってもたらされたと言うことができる。この新たな精神衛生体制を基盤として、学会改革の〈精神〉は、地域の精神医療化を推進してきたのである。しかも、学会の旧指導部と学会の改革家は相携えてそこに収斂したのである。学会旧指導部の臺弘は、こう書いていた。

この四半世紀の間に、精神医学と精神科医療の内容はずいぶんかわってきた。二十年前には精神医学の領域はおよそ精神病者の診察と治療に限られていて、精神科医は病院に立てこもって患者の相手をするのが主な役目であったのに、近ごろの精神科にはたくさんの外来患者や相談者がおしかけ、医者の方でも病院から外に出て保健所や職場や学校、時には家庭にまで入りこんで、社会適応の困難や生活危機の相談にあずかるようになった。／社会の人々の精神障害に対する見方もかなり変ってきた。一方で精神障害者を特殊扱いする昔ながらの考えが根強く残っていると共に、他方では精神障害についての情報が著しく豊かになり、「精神衛生上よくない」というような言葉が日常化してきた。〔……〕「病院から社会へ」というのが意欲的な若い精神科医の旗印となり、家庭ぐるみ、地域ぐるみでの活動にこそ働き甲斐を見出すようになった。（臺、一九七二、二七－二九頁）

「病院から社会へ」を唱える〈精神〉は社会の病院化を推し進める〈精神〉でもあるわけだが、同様の〈精神〉を、早く一九七六年から精神診療所を開業した篠田重孝の言説にも見て取ることができる。

知る限りでは、日本の精神科医療の現状は、精神病ではないが精神的問題を抱えて援助を求めている一群の人たち――例えば、危険にある青少年、夫婦間や嫁姑の問題で破壊しかけている家庭といったものから、軽いノイローゼとされるものまで――に対しては、精神病発症の危険を孕んでいいるにも拘わらず、医学の埒外として、切り捨てる傾向にあるように思われます。精神病が発病しなければ精神科医の前に現われる資格はないかのようです。／大学病院にいるある精神科医が、「近頃はどうってことないノイローゼの患者がせっせと通ってくるので困ってしまうよ」とこぼしていましたが、この言葉は、いみじくも、現在の大学精神医学、病院精神医学の体質を現しているように思います。「どうってことないノイローゼ」とは、相手を無視した一方的な裁断ではないでしょうか。（篠田、一九八五、五六‐五七頁）

こうして、精神医療は、「病院から外に出て」、「一群の人たち」を対象として把捉してきた。「精神的問題」を抱える「たくさんの外来患者や相談者」は、医療の埒外に置かれるのではなく医療の対象へと繰り込まれてきた。精神病を発病しなくても精神的問題を抱える人たちの前に、そこに「働き甲斐を見出す」精神科医が「現われる資格」が制度化されてきた。任意の「どうってことない」生活問題は精神化され心理化されるとともに、病理化され医療化されてきた。精神科医たちは、こんな「あたりまえの精神医療」を制度化したのである。ところで、その精神と心理の統治体制は、その〈過剰〉を批判されるようにもなってきている。その意味において、その限りにおいて、精神衛生体制の一サイクルがおそらく〈完成〉したのである。引き続いて別のサイクルが始まるかどうかは、いまのところ不明である。

参考文献（著者名アルファベット順）

阿部あかね、二〇一〇、「一九七〇年代日本における精神医療改革運動と反精神医学」『Core Ethics』六、一―一二頁

浅香須磨子、一九七〇、「国立小児病院精神科の現状とその問題点」『児童精神医学とその近接領域』一一（二）、一五―二七頁

浅野弘毅、二〇〇二、『精神医療論争史』批評社

Castel, Robert., Françoise Castel, and Anne Lovell, 1982, *The Psychiatric Society* (original: *La Société psychiatrique avancée*, 1979, translated by Arthur Goldhammer), Columbia University Press

江副勉、一九六五、「答申を終って――中間答申以后の経過」『精神衛生』九四・九五、一―一六頁

藤澤敏雄、一九八二、『精神医療と社会』精神医療委員会

広田伊蘇夫、二〇〇七、『立法百年史――精神保健・医療・福祉関連法規の立法史』批評社

堀要、一九六九、「精神療法一〇年の歩み」『児童精神医学とその近接領域』一〇（五）、五―一三頁

伊藤哲寛、二〇〇九、「退院支援施設問題――中間施設論争と障害者の権利保障」岡崎伸郎編『精神保健・医療・福祉の根本問題』批評社

岩尾俊一郎他、二〇一〇、座談会「一九六八年――時代の転換期と精神医療」『精神医療』六〇、八―三三頁

Johnson, Ann Braden., 1990, *Out of Bedlam: The Truth About Deinstitutionalisation*, Basic Books

日本児童精神医学会改革委員会常任委員、一九七〇、「第一〇回日本児童精神医学会総会」『児童精神医学とその近接領域』一一（一）、一―四〇頁

日本精神分析学会、一九七〇、「〝学会のあり方を考える〟討論集会」『精神分析研究』一五（六）、一六―三〇頁

日本精神神経学会、一九六九、「第66回日本精神神経学会議事録」『精神神経学雑誌』七一（一一）、一〇二九―一一二三頁

――、一九七四a、「一括討論（第七〇回日本精神神経学会総会）」『精神神経学雑誌』七六（一二）、八二九―八三四頁

――、一九七四b、「討論（第七〇回日本精神神経学会総会）」『精神神経学会』七六（一二）、八五六―八八〇頁

岡田靖雄、二〇〇二、『日本精神科医療史』医学書院

小澤勲、一九六八、「幼児自閉症論の再検討（一）――症状論について」『児童精神医学とその近接領域』九（一三）、一―二四頁

――、一九六九a、「幼児自閉症論の再検討（二）――疾病論について」『児童精神医学とその近接領域』一〇（一）、一―三一頁

――、一九六九b、「第9回日本児童精神医学会総会に思う」『児童精神医学とその近接領域』一〇（二）、六三頁

――、一九七〇、「児童精神科医療の現状と問題点」『児童精神医学とその近接領域』一一（一）、四一―五四頁

――、一九七三、「「生活療法」をこえるもの」『精神神経学雑誌』七五（一二）、一〇一三－一〇一八頁
青年医師連合中央書記局編、一九六九、『青医連運動』日本評論社
精神保健福祉行政のあゆみ編集委員会、二〇〇〇、『精神保健福祉行政のあゆみ』中央法規出版
仙波恒雄・矢野徹、一九七七、『精神病院――その医療の現状と限界』星和書店
篠田重孝、一九八五、『手品を小さな診療所で――あたりまえの精神医療をめざして』星和書店
臺弘、一九七二、『精神医学の思想』筑摩書房

II

第2章　過渡期の精神

壊せる、壊せない、狂える、狂えない（TK from 凛として時雨『unravel』）

1　精神病院の始まりと終わり

行きつ戻りつはあるだろうが、精神病院は姿を消していくであろう。すくなくとも、保護や治療を名目とする行政的措置によって公費を支出して収容する施設としての精神病院は、国別・地域別の遅速の差はありながらも、姿を消していくであろう[1]。その建物と敷地は別の施設へ転用されることもあるだろうが、精神病院の多くは廃墟と化していくであろう[2]。もちろん、総合病院と診療所の制度が残る限り、標榜診療科としての精神科・心療内科は、脳神経外科や神経内科へ吸収される可能性なきにしもあらずであろうが、それに相当する機関が過去の長きにわたってそうであったように慎ましい規模で残っていくであろう。要するに、精神病院（単科精神科病院）の時代は終わりつつあるのである。

では、その時代はいつ始まっていたのであろうか。歴史的に振り返るなら、精神の病に関与する機関の名称は、大筋では、「アサイラム」、「精神病院」、「精神保健センター」と変化している。例えば、米国ニューヨーク州バッファロー市では、一八六九年に創立された「バッファロー州立狂人アサイラム（the Buffalo State Asylum for the Insane）」が、社会病理の精神医学化の動向と並行して、一八九〇年に「バッファロー州立病院（the Buffalo State Hospital）」へ名称変更され、第二次世界大戦後の脱施設化の動向を受けて、一九七四年に「バッファロー精神医療センター（the Buffalo Psychiatric Center）」へ名称変更されて現在にいたっている。[3] このように、精神病院の時代は、アサイラムの始まりから数えるならおよそ一五〇年、精神病院の始まりから数えるならおよそ一三〇年にわたるが、その時代が終わりつつあるのである。[4] 本章で考えてみたいのは、大規模精神病院の解体が始まっておよそ四〇年が経過した過渡期において、新たに何が起こっているのか起こっていくのか、ということである。その際、考えるのを容易くしておくために、精神病院の終焉にともなって、精神病院以前のアサイラムの時代へ、あるいはさらに、アサイラム以前の時代へ戻りつつあると捉えておきたい。その指標の一つは、施設の小規模化である。どの時代にも、精神の病に相当する病は存在する（と見なされている）し、その限りで、それに対処する医療者・医療施設に相当するものは存在する。[5] それを「医療」と呼びたくないというのであるなら、どの時代にも、「教育」「福祉」「矯正」「貧困対策」「介護」といった名目で精神と心に関与する臨床施設・相談施設・ケア施設は存在し、精神病院の時代にも厳然と存在している。日本の事情について、橋本明は次のように指摘している。

よく考えてみると精神科の領域がつねに入院中心の医療であったわけではない。むしろ、その歴史は浅いものだとさえいえる。〔……〕実際、二〇世紀初頭には全国の精神病院数および精神科病床はごく限られていた。公立精神病院としては東京府巣鴨病院（現・東京都立松沢病院）があるのみで、私立の精神病院も東京、大阪、京都といった都市部を中心に数えるほどしか存在しなかった。したがって明治・大正・昭和期（とくに昭和二五年まで）の精神病者・精神障害者の大多数は入院医療には無縁であり、ほとんどが地域社会で家族らとともに暮らしていた。[6]

日本の場合、大規模精神病院の歴史はたかだか七〇年ほどであるわけだが、その間も、橋本明たちが歴史を掘り起こしているように、病院以外の施設はそれなりの役割を果たしていた。[7] したがって、精神病院が終わりに向かう一方で、制度的には不安定な形でありながらも「入院治療から地域保健・医療・福祉へ」の掛け声の下に作り出されてきた各種の施設、すなわち、デイケア、ナイトケア、生活訓練施設（援護寮）、ショートステイ、福祉ホーム、入所授産施設、福祉工場、グループホーム（共同住居）、自助グループなどは、精神病院以前の伝統的な施設の形態を復活させているものであると言うこともできる。この点について、ゴッフマンを引用することができる。

サービス・モデルの制約を指摘するとき、私は、精神病の患者と呼ばれる人びとの一段と優れた扱い方を私が示唆できると主張したいのではない。われわれの社会に精神病院が存在するのは、管理者・精神科医・看護士が職を求めているからではない。精神病院が存在するのは、精神病院を求める市場があるからなのだ。今日、一定地域のすべての精神病院から患者がいなくなり閉鎖されるとしても、明日には親族、警察、治安判事が新規の精神病院を求めて大声を挙げるだろう。これらの精神病院の本当の顧客たちが、自分たちの必要を満してくれる施設を要求するだろう。[8]

ここに予期されている別の施設は、精神病院以前から存在し、精神病院時代にも存在してきた、各種の小規模施設に相当すると見るべきである。今後、精神の病にさまざまな仕方で関与する施設は、公私の区分を問わず、関与する主体の資格・身分の別を問わず、小規模になっていくであろうが、それが及ぼす影響は大きいはずである。[9] ただちに思いつくことは、精神病院の存在に依拠していた限りでの精神医学・精神病理学が解体するということである。あるいはむしろ、現行の精神医学・精神病理学において、精神病院の歴史的存在がその可能性の条件となっている限りでの知の部分をそれとして見分けて、その部分は解体していくものとして見極めることが重要になっている。以下、この大きな課題について、仮初めの覚えを書いておきたい。

2　アサイラムとモラルトリートメント

脱病院化をアサイラム化と捉えるなら、アサイラムが始まる際の理念について回顧しておくことが必要であろう。一八〇〇年に、フィリップ・ピネルは、精神障害者（aliéné）専用の保養院（hospice）について、こう書いている。

精神障害者の保養院における静寂と秩序の維持や、そのような監視が要請する身体的および精神的な資質に対し、私がこの上もない重要性を与えていることについて、あまり驚いてはならない。というのも、それこそがマニー〔現在の「躁病」に連なる〕の治療のための根本的基盤のうちの一つであり、そうした基盤なしにでは、効率ありとされる薬剤をいかなる方法で用いようとも、正確な観察も永続的な治癒も得られないからである。[10]

ピネルによるなら、治療効果を発揮するのは、薬剤であるというよりは、保養院における静寂と秩序であり、その維持と監視にあたる人員の資質である。その一方で、ピネルによるなら、そのような保養院こそが、観察の基盤となる。つまり、保養院の静寂と秩序こそが、狂人の治療の可能性の物質的な条件であると同時に、狂人を対象とする学知の可能性の物質的な条件である。保養院こそが、狂人を治療し、学知を生み出すのである。ミシェル・フーコーは、この静寂と秩序のことを規律権力と別称しながら、こうまとめている。

一八六〇年代頃までのエスキロールと彼の後継者の時代を、転換期として捉えることができる。精神医学の権力の歴史におけるこの最初の時期において、病院（hôpital）では、何が治癒をもたらすのだろうか。二つのもの〔……〕いや、本質的には一つのものが病院では治癒をもたらすが、それは病院である。すなわち、建物の配置そのもの、空間の組織化、個人がこの空間に配分される仕方、そこで人々が行き来する仕方、そこで見たり見られたりする仕方、これらすべてが、それ自体として治療的価値（la valeur thérapeutique）を持つのである。当時の精神医学において治癒をもたらす機械は、病院である。二つのもの、と言ったとき、もう一つ、真理があると言おうとしたのだが、私としては、精神医学的操作としての真理の言説あるいは真理の出現が、結局のところ、以上のような空間的配置による効果にすぎないということを示していきたい。(11)

この「治療的価値」については、一九世紀を通して、さまざまな議論が提出されている。例えば、こうである。発病の契機となる出来事は、家族・学校・職場で、一般には地域・社会で起こるのであるから、発症や発病をおさえるには、その最大の病因である場所から遠ざかるのが一番である。地域・社会から脱出させること、地域・社会から隔離すること、地域・社会から排除することに治療効果がある。言ってみれば、転地療法である。そして、人里離れた、自然の豊かな場所での暮らしは、誰もが知るように、人を癒してくれる。他方、病者は社会への復帰や社会への適応を願ってもいるのであるから、施設内部には、社会の本質的な骨格にあたる秩序を確立しておかなければならない。それは、最大の病因である社会的人間関係をこそぎ落とした、できるだけ機械的で非人格的な秩序であることが望ましい。具体的には、起床、食事、休憩、余暇などを規則正しく反復すること、可能ならば、農作業や清掃作業などに従事することである。労働が人を病から解放するのではなく、搾取関係も含む社会関係全般をこそぎ落とした対物的・対自然的な労働過程と、侵襲的ではない希薄な人間関係が人を狂いから解放して最低限の再社会化を果たすのである[12]。そして、このアサイラムにおける治療法の総体は、基本的にモラルトリートメントと呼ばれている[13]。その代表的な論者であり実践家であるフランソワ・ルーレの議論を見ておく。ルーレによるなら、狂気の要因には、身体的なものに加えて、モラル的なものがある。したがって、精神障害者を治すには、身体的なものに働きかけるだけではなく、モラル的なものに働きかける必要がある。身体に作用する薬物は、身体にだけでなく精神にも効果を及ぼすことは認められるが、例えば、妄想の内容を変更させることは、いかなる薬剤を用いても無理であり、その点からしても、モラル的なものへのモラル的な働きかけが必要である。そして、そのような「モラルの方式」としてあげられるのは、隔離（isolement）、遊び、散歩、読書、会話、音楽、労働、旅行である。ルーレはそれぞれについて長所と短所を指摘しているが、とくに隔離についてはこうコメントしている。

隔離は、モラルの方式（les moyens moraux）のうちで、今日最も一般に用いられているが、あえて述べておくが、隔離は必要不可欠な場合があるものの、極度に有害な場合もある。隔離の危険に気づくには、療養所（maisons de santé）や介護施設（hospices）に閉じ込められた精神障害者が感じる退屈や絶望のことを知るだけで足りる。また、このように隔離された精神障害者が、その知能は一つの点だけでおかしくなっていたのに、モラル的な刺激を欠くために、だんだんとその能力のエネルギーを喪失し、ついには痴呆に陥るのを見るだけで足りる。(14)

だからこそ、隔離の効能は認めながらも、他のさまざまな方式が必要になるわけである。とくに、身体的な要因に由来する症状を特に示すことのない精神障害者の場合には、「観念と情念」に働きかけるモラルトリートメントが狂気を治す唯一の方法であり、ルーレは、通例の身体的治療の果てに治癒不能とされた精神障害者についても、このモラルトリートメントを実行することで治すことのできたケースを、先人のそれを含めて報告している。(15)強調しておきたいのは、アサイラム（アジール）でのモラルトリートメントによる効果は、それをどう定義するかによるにしても、また、その実情をどう評価するかは問題として残るものの、すくなくとも二〇世紀の精神病院よりは優れていたということである。すでに、この点を実証するいくつかの研究があるが、(16)ここでは一八六三年の「証言」を引いておく。

モラルトリートメントと呼ばれるものが病める精神に及ぼす効果には、しばしば信じ難いほどのものがある。精神疾患に対して医学は間接的にしか適用されないと言わざるをえないにしても、それでもわれわれに治療手段がないわけではないのである。雇用、指導、娯楽、社会復帰、転地などは、われわれが有するモラル的な医学的道具であり、身体の疾患における医学的道具がそうである以上に、精神の疾患において有効なのである(17)。

いまの過渡期において、われわれが目にしているのは、分散した小規模なアサイラム的なものと種々の名称で実践されているモラルトリートメントなのである。では、そこにおいて狂気はどのように知覚され経験されているであろうか。精神医学・精神病理学の混乱ぶりを見ながら考えてみる。

3 「精神分裂病」「統合失調症」概念の解体の射程

かねてより、精神分裂病概念が同じ一つの病を統一的に指示する疾患名であるかどうかについては大いに疑われてきた。ここでは、何人かの精神科医の「証言」を引くだけにとどめる。木村敏は、こう書いていた。

あらためて述べるまでもなく、「精神分裂病」の概念は今日根本的な検討を迫られている。かつてはほとんど自明のこととしてこの概念のもとに総称されていた疾患群が、元来その由来と性質を異にするいくつかの疾患に分離されるべきであり、したがって疾患名としての「精神分裂病」がいまや有名無実な空語に化したことは、覆うべくもない事実である。精神科医の任務が精神病者の治療にある以上、そしてこの治療とは単なる状態像の補修に終ってはならないものである以上、精神科医が従来の「精神分裂病」概念に固執するということはいわば自己の任務に対する背任行為を意味している。われわれは現在、「精神分裂病」の概念を根本から解体するか、さもなければこれを一つの比較的純粋な疾患単位もしくは治療単位に限定して、その他の病像をこの概念から除外するかの二者択一を迫られている。(18)

「統合失調症」が「精神分裂病」からの単なる名称変更であるとするなら、木村敏による批判はそっくりそのまま「統合失調症」にあてはまることに注意されたい。すなわち、「統合失調症」は「有名無実な空語」であり、その名称に固執する精神科医は「背任行為」を行なっているのである。だから、「統合失調症」概念を解体するか、解体しないのなら「純粋」なものへ限定しなければならない。では、その「純粋」な疾患単位・治療単位とは何か。それは破瓜型・単純型のことなのか。しかし、それこそが、軽症化にともなって別の診断名を付与されるようになってきた当のものではないのか。とすると、結局、「純粋」な統合失調症として残るものが何であるかというなら、最終状態としての痴呆状態や白痴状態にいたるタイプだけであるということになるのではないか。何のことはない、それはクレペリン以前からその存在を識別されていたいわば伝統的なタイプである。そして、かねてより何度となく、その最終状態は人為的・制度的に作り出された状態にすぎないのではないかと指摘されてきた。(19)西丸四方の「証言」を想起しておく。

〔精神分裂病〕患者の三分の一は何の治療もしなくてさえ自然にほとんど完全に治るし、次の三分の一は治療によって何とか社会生活を営ませることができるようになるが、残りの三分の一は痴呆様の状態に陥って一生世話をしてやらなければならない。〔……〕痴呆様の病人はとにかく以前とくらべて減っている。病院に監禁して放っておくと、よけい痴呆的になってしまうのである。[20]

病院生活で、自分から進んですることも考えることもなく、同じような日を過ごすと、保護にはなるが、軟弱にしてしまい、知情意を非常に鈍くするのであって、精神分裂病の症状と思われるものは、病院に長く閉じこめておくことによって生じた症状で、病気自体の症状でないものも多い。〔……〕こういう措置をいくらとっても、病後の精神的廃疾者が大きな病院にたまり、一生涯病院で暮らす、世話を要する病人となる。彼らに必要なのは仕事で、これのみが、まだ残っている能力を常習的行為によって保持し、まったく鈍感に陥ってしまうことも防ぐことができる。最も適したのはコロニーで、ここでは、さまざまな仕事につくこともでき、独立性をできるだけ保つこともできるので、評価し難いくらいの利点がある。[21]

ところで、松本雅彦は、統合失調症概念もすでに解体されていると述べていた。

精神分裂病は必ずしも「疾病」ではないという視点は、すでに反精神医学が提起していたことであり、二〇世紀ことにその後半の精神医学は、精神分裂病にこそ狂気の理想型をみようとしていただけではないのか、それはある意味で精神分裂病を神格化する精神科医の欲望だったのではないのか、こころの病いに中心点と呼ばれうるような「まとまり」があるはずもなく、その理想型を精神分裂病に見ようとする見方が本当に正当化されうるのかどうか、精神分裂病はけっして単一の疾病ではなく二〇世紀の精神医学者たちが創出した単なる「疾病概念」にすぎないのではないのか、これらの疑問は十分に検討されないままに今日まで残されている。／ただ、統合失調症が精神医学の中心を占めることはなくなり、統合失調症それ自体もその概念が解体されようとしている事実は、日々の臨床でおおかたの精神科医が認めるところとなっている。[22]

二〇世紀を通して、精神科医は、人間の狂気の典型として、松本雅彦の用語では「理想型」として精神分裂病を捉えていた。だから、精神分裂病を学問的に解明することは、人間の狂気の本質を解明することに繋がり、ひいては狂気の可能性に曝されている人間の本質を解明することにも繋がると見なしていた。精神分裂病は、他の精神疾患名と並ぶ一つなのではなく、あらゆる精神疾患の本質を純粋に現象させた病態であると見なされていたのである。しかし、精神分裂病概念のそのような特権的地位は失われ、それは他に並ぶ疾患の一つに成り下がった。[23]では、どのような疾患に成り下がったと見なされているのか。統合失調症が単なる疾病概念に成り下がっているとして、それはかつての何を指し示しており、かつての何を指し示さなくなったのか。相変わらず不分明で混乱しているのだ。しかし、松本雅彦の指摘から汲み取るべきは、次のことである。すなわち、精神分裂病・統合失調症概念が解体したのだとするなら、それを精神疾患や狂気の典型として議論を組み立ててきた精神医学・精神病理学のすべてが失効しているということである。私は、狂っているということや病んでいるということを否認したり否定したりしているのではない。「狂っている」や「病んでいる」は日常語であり、誰でもその使用法を弁えており、誰でも、誰が狂っているか否か、誰が病んでいるか否かについて語る資格と権能を有している。その意味で、狂うことや病むことは、徹底的に経験的な概念である。狂気や病気は徹底的に経験の対象、もっと絞るなら知覚の対象である。「単なる状態像の補修」の対象である。そして、学問的用語を持ち込むなら、それらはたかだか症状論的な概念の対象である。いまや、そのような狂気や病気に対して、学知を適用するということが空疎になっているのだ。[24] ところで、松本雅彦は、こうも書いていた。

近年の分裂病軽症化論議とあいまって、最近はますますこの分裂病周辺の病名が多彩になった。曰く、急性精神病、非定型精神病、反応性精神病、分裂病型精神病、妄想発症、分裂－感情障害、妄想病、前哨症候群、若年性内因性不全症候群、分裂病性パーソナリティ障害、妄想性パーソナリティ障害、分裂病型パーソナリティ障害、境界型パーソナリティ……などなど。この病名の多彩さは、クレペリンによってまとめられる以前の、あの19世紀中葉の多彩さに舞い戻ったかのようだ。[25]

舞い戻った「かのよう」ではなく、舞い戻っているのである。[26] 彼方此方に分散するアサイラム的なものを物質的な基礎とし、あれこれの仕方で実践されるモラルトリートメント的なものを媒介として、すくなくとも、狂気の経験と狂気の知覚が精神病院以前のものへと変容しているのである。

4　精神のダイバーシティ、精神のクイアネス

それはどのようなものか。実はすでによく知られている状態である。「スペクトラム」や「圏」といった用語の氾濫にうかがえるように、正気と狂気の中間状態がいわば常態化することである。クレペリン以前の精神医であるグリージンガーは、健康と病のあいだに明確な境界はなく、身体の場合でも精神の場合でも正常と異常のあいだに中間状態はいくらでもあると主張していた。「その表出形態からしても、奇矯、熱情、嗜好の逸脱、感情鈍麻、そして精神病、これらの間に、はっきりした境界線を引くことはできない」のである。(27)

重要なことは、〔うつ病から躁的興奮へと至る〕中間状態のなかに、軽度の否定的感情と意志興奮が持続したままに慢性に経過する例が含まれていることで、そうなると日常の性格と区別がつかなくなる。これは、すでに述べた軽い慢性うつ病の能動型とでもいえるような病型として固定する。そのような症例には、感情妄想症、妄想のないマニー、理性的狂気、道徳狂（プリチャード）などと呼ばれてきたものが含まれ、また作家によってさかんに小説化されたような人物が含まれている。――この状態は先天的にも後天的にも起こり得る。〔……〕こうした状態は、患者が自らの行為を論理的に説明したり、言い訳をしたりする限り、病気とは認識されないか、あるいは長期にわたって病気と見なされずにいることが多い。状態がひどくなり、明らかなマニー発作が起こってはじめて、それが病気であったことが分かる。(28)

ところが、グリージンガーは、ここに列挙された「感情妄想症、妄想のないマニー、理性的狂気、道徳狂」の中間性と固定性について困惑しているように見える。一方で、グリージンガーは、思考が部分的・一時的に障害されるだけといったことが起こるはずもなく、仮にそうした狂人が人生の大部分で正常に振る舞うように見えるとしてもそれは「一時的な寛解、間歇期」であると主張する。他方で、グリージンガーは、部分的狂気など存在しないことの証拠の一つとして、部分的妄想症が固定化する事情をあげる。アサイラム的なものによっても医療によってもモラルトリートメントによっても治療不可能な残滓として、あるいは、二〇世紀の用語で述べるなら、了解不可能で分析不可能な剰余として固定化する事情をあげるのである。その知覚経験の記述は、こうなっている。

それまでの病型段階にも見られた風変わりな行為は、部分的妄想症に移行すると、単なる一習癖へと固定化する。たとえば、水ばかりいじっていたり、いつも靴を脱いで歩いたり、同じ場所だけに座り続けていたりする。患者によっては、まったく口をきかなかったり、一部のケースでは叫んだり歌ったり、壁に絵を描くことを好む者もいる。藁やボロキレをさかんに身に纏ったり、たえず爪を洗い続けたり、いたずらに耽ったり、他人にやたらと施し物をする患者もいる。〔……〕幻覚と錯覚は、妄想症において他のいかなる段階よりも頻繁に現れる。大多数の妄想症患者は、それについて口にする。ときには幻聴の声と言い争ったりもする。また、幻視をみることによって幸福感に浸ったりすることもある。たとえば、壊れた壺にワラを巻き付け、それを失った愛する子供に見立てて、大切に手入れしている狂った母親のように。妄想症患者の示す行動は、最も軽い場合でも、一種のひねくれや不自然さに満ちている。〔……〕大半の患者は、それぞれに異なった行動上の特色を持つ。たとえば、表情をたえず変化させる患者、難問を解こうとしているかのように手や頭を振っている患者、じっと首を傾けて幻聴に聞き入っている患者、特定の好みの場所をいくつか決めていて、檻の中の動物のようにその間だけを行き来している患者、決まった単語、詩の一節、歌の歌詞だけを繰り返し反復している患者、いつも暗い一角に身を寄せ、通行人に背を向けていて、邪魔すると激しく怒る患者、たえずボロキレ、石ころ、パン屑などのゴミを集めてはそれを大切にしている患者、手に入るものなら何でも身につけて奇妙に着飾っている患者、などなど[29]。

一九世紀の精神医が、アサイラムの中で見ていた狂気の有り様は、このようなものである。妄想の位置づけなど論ずべきことは多いにしても[30]、ここから推察しても許されるであろうことは、ここに見られる症状の固定化は、まさに正常と異常の中間状態であり、その中間状態を生きる人々が、精神病院的な環境からアサイラム的環境へ移動し、さらに小規模施設へ移動し、さらに地域・社会へ移動したときに示すであろう狂いの現われを、まともなのか狂っているのか間歇期にあるのか固定状態にあるのか定かではない見かけをわれわれは見始めているのではないのかということである。以上を精神医学史的に言うなら、これまでの分裂病典型論からパラノイア典型論への転換を通して、妄想を典型とする症状の帰趨だけに着目する知を復権させることになろう[31]。思考の全体が障害されることなどなく、いわゆる人格崩壊や人格荒廃にいたることもなく、長期にわたっていくらかの波はありながらも生きられてしまうような部分的狂気があるとするなら、そして実際、いまの狂気はそのようなものであると思われるのだが、それはもはや生き方の一つであるとしか言いようがなくなる。内沼幸雄は、こう書いていた。

これまで概略的にのべてきたことで注目されるのは、パラノイアの概念規定のどれひとつとってみても、正気と狂気の区別が不可能だということである。もしパラノイアを一言で定義するとしたら、「妄想が人格であり人生であり、また人格や人生が妄想であるような風変わりな人間の風変わりな人生経路」とでもいうより他になく、そしてその際に妄想といっても、ただのずれでしかないのである。いったい、ずれていない人間などいるだろうか。しかも、それが、内的原因から発生し、生涯にわたって持続する絶対的に予後不良なものであるというところに、パラノイア概念の独得な意味が含まれている。というのは、内的原因とは、特定の心理的・社会的・文化的な要因にも、また身体的な要因にも単一的に還元しえないという意味において、人間に内在する根源的な存在構造を指し示す概念となりうるものであり、しかも絶対予後不良性とは、人間精神の悲惨と同時に、見方によればその栄光と偉大さを意味しうるものだからである。(32)

ここに続けて、内沼幸雄も一九世紀の「明晰な狂気」の系譜へと向かっている。(33)この過渡期にあって、一九世紀的な精神のダイバーシティとクイアネスをわれわれが知覚し経験し始めていることは間違いないであろう。

第3章　狂気の哲学史へ向けて――行動の狂気と自閉症・発達障害・精神病圏

1　スキゾフレニーからスキゾイドへ

最近、『ドゥルーズと狂気』（河出書房新社、二〇一四年）を刊行した流れで、対象とする哲学者の範囲を広げて、狂気の哲学史の構想を練っている。あれこれと迷うことばかりであるが、固まりつつあるテーマの一つは、日常語である「狂気」を精神医学化したと言える「精神病」概念の成立と変容、とりわけ「スキゾフレニー（分裂病／統合失調症）」概念の成立と変容の歴史、そして、おそらくはその終焉に向かっている歴史を辿りながら、それと呼応する哲学史・思想史の線を拾い出して描き出すことである。

このテーマに関係する限りで『ドゥルーズと狂気』で示したことは、ジル・ドゥルーズとフェリックス・ガタリの二冊の共著、ともに「資本主義と分裂病」を副題とする『アンチ・オイディプス』と『千のプラトー』では、徹底的に非社会的と目されるがゆえに常に既存の社会に対して革命的でもあると評したくなるような狂気の典型が、スキゾフレニー（ないしパラノイア）からスキゾイド（分裂病質／統合失調症質）へと移行していったということである。その観点からドゥルーズ哲学を系統的に見直すなら、ドゥルーズは、一貫してスキゾイドの系譜の狂気――それは精神の狂気というよりは行動の狂気である――に惹かれていたということ、ただし、これは『ドゥルーズと狂気』では触れなかったが、ガタリとの最後の共著『哲学とは何か』では、各種の狂気を含みながらもそれらを越えている思考に、非社会的で反社会的であるがゆえに革命的である高次の正気でも高次の狂気でもある思考に賭けていたということである。

私の見るところ、ドゥルーズとガタリのこの変化は、精神や心の病理をめぐる現代史に呼応している。その一つの傍証は、ドゥルーズの捉えるスキゾイドの系譜は、明らかに自閉症や発達障害の系譜に対応しているということである。もちろん概念史はもっと錯綜しているが、一方で神経症の分裂病化を肯定し、他方で分裂病からスキゾイドへと移行しながら各種の精神病理を包括するような思考一般の場を新たな拠点として創出しようとしたドゥルーズとガタリの歩みは、近年の精神や心の病理の歴史に呼応しているだけではなく、それを突破する道をも示唆していると思えるのである。

2 精神の狂気から行動の狂気へ

別のところで書いたことであるが、[1] ドゥルーズとガタリが予期していたように、現在の人々が気にかけているのは、精神の狂気ではなく、行動の狂気である。それは、いわゆる触法精神障害者の犯罪として噴出する狂気のことであるというよりは、普段の生活の中で強迫的・儀式的に繰り返されるような行動や、実社会の中で暗黙のルールを破るような行動を通して垣間見られる狂気のことである。風呂場で一〇回は洗髪しないとおさまらないこと、大人しく着席していることが一〇分間も続かないこと、コピペで単位や学位をゲットすること、偽造を重ねるほどに自らそれを真実と思い込んでいくこと、タブー化された言葉を言わずにはおれないこと、タブー化された行動であるからこそ楽しくそれを実行してしまうこと、なんの躊躇もなく空き缶や吸い殻を放り投げること、公共空間に無遠慮に自転車やバイクを放置することなど、スキゾイド的と評することができるこのような行動を、人々は、得体の知れぬ狂気を仄めかす徴候と見なしている。そして、人々は、その行動の狂気が現実に出現することを予防するために、一丸となって道徳を高唱しながら相互に監視を強化している。

かつては、異様で異例な言語や思考が、精神の狂気の徴候と見なされていた。それは、文学的言話や哲学的思考に近いものと見なされてもいた。だから、知識人は、精神の狂気の症例報告を使っては、言語や思考の威力について論ずることができたし、精神の狂気を通して真理に触れることができると信ずることもできた。しかし、知識人に都合のよい仕方で異常が正常を暴く時代は終わった。正常化(ノーマライゼーション)のおかげであろうか、精神の狂気は鎮まってきたのである。そして、いまや、知識人は、常識と良識の代表者然として、触法精神障害者に対しても行動の狂気の徴候を示す者に対しても、世の人々とまったく変わらぬ態度をとっている。

ところで、精神医学は、その創始期から、行動の狂気に対して深い関心をいだいてきた。ピネルは、「常に知性の損傷を示さず、あたかも情動能力だけが損傷を受けているかのごとくに、一種の暴虐本能に支配されている」狂人に目をとめていた。また、エスキロールは、「知能の変化をその特徴とはしない」が、「行動の障害」を示す「部分的」な狂気に目をとめていた。(2) これら初期の精神医学者は、知性や知能の領域ではなんの狂気の徴候も示さないにもかかわらず、言いかえるなら、その知能指数は高く言語運用は円滑であり理性的で合理的な推論や熟議にも不自由しないにもかかわらず、さらに言いかえるなら、その顔や姿勢のどこを見ても歪みが見られず、一定の支援を与えてやるなら識字能力でも発話能力でも知覚能力でも他に遜色のない高次機能を発揮でき、一定の寛容を示してやるなら社会的に十二分に適応できるにもかかわらず、微かに異例な行動を事とし、そして、ごく稀にではあるが、非社会的な振る舞いへ退行したり反社会的な行動へ暴発したりするような狂人の存在を強く問題視していた。そのような行動の狂気は、正気の見かけに隠れているからこそ、正気の仮面の小さな裂け目をなす些細な徴候を何としてでも早期発見して監視し管理しなければならないというわけである。したがって、狂気の哲学史を構想するには、精神の狂気だけでなく、行動の狂気のことを考慮しなければならない。そして、精神医学創始期以来の行動の狂気の歴史に照らしても、近年の精神や心の病理をめぐる変容はきわめて注目すべきものである。ここでは、その変容の一端を提示しておきたい。

3　上部構造は下部構造によって決定されている

いまは、その分類の原理について問い直すことはしないが、二〇世紀前半のドイツ精神医学は人間の精神病理を「神経症」「精神病」「倒錯」へと大きく三つに区分し、精神分析を創始したフロイトもそれを踏襲していた。二〇世紀後半になって、その区分を主体の構造の差異として理論化してみせたのがジャック・ラカンであり、その周りに形成されたラカン派精神分析である。二〇世紀全体を通して、精神医学にとっても、精神分析の影響を受けてきた精神医療・心理療法にとっても、治療や臨床に着手する上で最も肝要なことは、精神病理的な諸症状が「神経症」に由来するものであるか「精神病」に由来するものであるかを鑑別することであった。ところが、立木康介によるなら、「このような構造論的識別」は「近年大きく揺らぎつつある」。

神経症、精神病、および倒錯のあいだに明確に想定されていた差異をくもらせる事例が、前世紀の終わりごろからしだいに顕著になってきたからだ。ジャック＝アラン・ミレールが率いる学派（Ecole de la Cause freudienne ＝ ECF）は、症状が地味で、発症しているかどうかも定かではない精神病、つまり、そのかぎりでは神経症と大きな違いがないようにも見える精神病を、「ふつうの精神病」として取り出した。〔……〕これらの主張の背景には、日頃の臨床で接する患者の質があるときから徐々に、しかし確実に変化してきたという、ヨーロッパの分析家たちの多くが抱いている実感がある。[3]

近年、精神や心の専門家の多くが、同様の「実感」を表明してきた。曰く、かつてシャルコーやフロイトを魅了した「華々しい」ヒステリー症状は、とりわけ女性のそれは、まったく姿を消してきた。一時期、トラウマを盾にとってその筋の権威に対して終わることのない要求を突きつけたり、専門家の果たすべき責任を過剰に迫り上げてから学校や病院でその筋の専門家の無能をモンスター的に追及したり、現代の最大の権威であり権力である会社に対して執拗に理詰めでクレームを繰り返したりする形をとって復活しかけたようにも見えたが、いつの間にか鎮まった。いまや、どんなパニックでも不安でも強迫でも基本的にコントロール可能であり、神経症は凡庸な人間にも制御可能なほどに凡庸化してきた、と。曰く、かつて多くの精神科医や文化人を惹きつけた精神病は、その「並外れた性質」を失い、精神の荒廃や人格の崩壊という最終状態にまで至ることもなくなってきた。いまや、精神病は「軽症化」してきた、とである。そのような実感の通りであるとするなら、実に慶賀すべきことではなかろうか。神経症であれ精神病であれ理解不可能で制御不可能な症状が、薬物療法や心理療法やカウンセリングや社会福祉によって十二分に対処可能な「ふつう」のものになってきたのだとするなら、それは専門家たちの輝かしい勝利として慶賀すべきことであると言えないのだろうか。不幸の量が個人的にも集計的にも減少し、自立生活の程度やケイパビリティの程度はいや増しに増してきたのであるからには、いまさらなんの文句があると言うのであろうか。しかし、どうしたわけか、精神や心の専門家の多くは、精神病の「軽症化」をおのれの手柄として誇ってはいない。そうしてもよいはずなのに、そうはしていないし、できていない。一体、専門家の精神はどうなっているのか、立木康介は、アレクサンドル・ステヴェンスによる「ふつうの精神病」の五つの指標のうち、第一の指標について、こうパラフレーズしている。

想像的同一化にもとづく社会的紐帯の調節。神経症の場合、社会的役割は象徴的同一化、すなわち、言語によって規定されたものへの同一化を介して引き受けられる（「〇〇」という役割は本来こうあるべきものだ、だから自分もこうあらねば、という形での引き受け）。これにたいして、「ふつうの精神病」の場合には、社会的役割のすべて、もしくは大部分が、想像的同一化、つまり自分と等しいとみなされる他者への同一化によって果たされる（あの人が、あるいは「みんな」がこうしているから、自分もこうしなければならない、という形での引き受け）。このことが、「ふつうの精神病」の主体が社会関係から「切断」されやすい要因となる。「ふつうの精神病」の主体は定職をもたない、あるいはもてない場合が多い。安定した社会的機能を持続的に果たすことが得意ではないからだ。[4]

ここでは、立木が半ば意図的に理論を「軽症化」させているのに合わせて、私の方でも議論を「軽症化」させて、古典的な正統派マルクス主義ないし俗流的な素朴唯物論の立場をとって、ステヴェンス＝立木のような専門家たちに見られる転倒を指摘しておきたい。ステヴェンス＝立木は、原因と結果を取り違えて、まったく転倒し逆立ちしたイデオロギーを流布させていると指摘できよう。すなわち、「ふつうの精神病」の主体はその症状が原因となって社会関係から切断されるのではなく、社会関係から切断されることが原因となって症状を発するのである、と。また、その主体は症状が原因となって定職をもたないのではなく、定職をもたないことが原因となって症状を発するのである、と。また、その主体は症状が原因となって社会的機能を継続できないのではなく、社会的機能を継続できないことが原因となって症状を発するのである、と指摘できよう。総じて、「ふつうの精神病」が原因となって、社会関係から切断されたり定職をもてなくなったり社会的機能を継続できなくなったりしているのではない。そうではなくて、まったく逆に、社会関係から切断され定職をもてず社会的機能を継続できないことが原因となって、「ふつうの精神病」になっているのである。言いかえるなら、上部構造としての精神が、下部構造としての身体的で社会的なものを決定しているのではない。そうではなくて、まったく逆に、身体的なものが巻き込まれているところの社会的な下部構造が、上部構造としての精神を決定しているのである。[5] なお、注意しておきたいが、私は、精神や心の疾病と障害が社会的に構築されていると言っているのではない。それらの社会因を強調しているのでも社会モデルを唱えているのでもない。そんなインテリ的で高等なことは考えておらず、もっと粗雑なことを主張している。

前提として次のことを認めていただきたい。現代の政治経済的構成体においては、必ずや、一定数の人間が、社会関係から切断され定職をもたず社会的機能を継続しない地位＝身分におさまることが予期され予定されている。その地位＝身分をどのように呼称するかということが近年の議論の焦点の一つであるが、それはともかく、その地位＝身分におさまるべき人数はあらかじめ決定されている。そこに至る経路、そこで辿られるライフコースも、あらかじめ決定されている。そこで待ち構えて、揺り籠から墓場までスムーズにコースを辿らせるように支援する人間集団もあらかじめ指名されて配置されている。ひとたびその地位＝身分におさまって、すでに設えられたコースを歩み始めるや、そこから脱出することは端的に不可能である。ひとたび社会関係から切断されるや、二度と社会関係に接続することはない。ひとたび定職を失うや、二度と定職に就くことはない。ひとたび社会的機能を停止するや、二度とそれを再開することはない。多少弱めて言い直せば、そのような傾向へと決定されている。そこは、非社会的な人間たちが排除される場所である。と同時に、現代の政治経済的構成体は、その場所を国家資本主義化し産業化している。[6] 正常化して社会化している。だから、そこは、非社会的な人間が十分に社会化されて包摂される場所でもある。そこは、非社会性や反社会性や脱社会性といった行動の狂気が「軽症化」される場所なのである。

このような見方からするなら、「ふつうの精神病」とは、下部構造から派生する結果＝効果である。それ以上でもそれ以下でもない。ステヴェンス＝立木の第四の指標も取り上げておこう。

さまざまな形をとる「彷徨い」。実際に街頭を彷徨う場合もあれば、内面的な彷徨いとして現れる場合もある。精神病を患うホームレスは少なくないし、依存症（アルコール、薬物）に伴う彷徨いは精神病のサインである場合が多い(7)。

ここでも転倒はあからさまである。私には当たり前のことであるのだが、精神病を患って彷徨するからホームレスとなって彷徨するのではなく、ホームレスとなって彷徨するから精神病を患うようになるのである。だから、「精神病を患うホームレスは少なくない」という言明は何度となく繰り返されてきたが、それは政治経済的に正しくないと主張しておきたい。また、依存症については転倒の方位は違ってくるが、現代の政治経済的構成体は、必ず一定数の依存症を生産する。だから、素朴に断定しておくが、現代の政治経済的構成体が変われば、アルコールや薬物に対する依存はあり続けても（人類誕生以来、それは当たり前のことである）、依存「症」はなくなるし、それが精神「病」のサインであることもなくなる。そのライフコースで泣き笑いする集団、そこに纏わりつく職業集団も消え去る。非社会的な狂気はあり続けても（それも人類誕生以来のことだ）、精神「病」は消え去る、まして「ふつうの精神病」は消え去る。つまり、症状や病気として見出され、専門的な治療が社会的に必要とされることもなくなる。それがこの分野での革命ということである。しかし、いまだ革命情勢にはない。では、当面の情勢はどうなっていくのであろうか、そして当面の改良の課題はどうなるであろうか。

4　精神病から発達障害へ（？）――自閉症の概念史

近年の精神病概念をめぐる論点を明確に摑むためには、その概念史を踏まえておく必要がある。とくに自閉症が発達障害の一部へと繰り込まれる過程が重要である。ここでは、ごく概略的に自閉症についての「正史」を再確認しておくにとどめる。[8]

「正史」の出発点は、レオ・カナー（Leo Kanner）が、一九四三年の論文で、精神病圏にあると見なされる児童において、それまでの児童分裂病とは区別されるべきものとして、しかし、精神遅滞や成人分裂病との関係を検討されるべきものとして、早期幼児自閉症（early infantile autism）なるカテゴリーを提出したことにある。これを受けて、幼児自閉症と成人分裂病の異同と関係が学的・臨床的に問い質されるべき課題として設定され、同時に、幼児期の精神病としていくつかの新たなカテゴリーも提出されていく。例えば、ローレッタ・ベンダー（Lauretta Bender）による拡張された意義での児童分裂病概念、マーガレット・マーラー（Margaret Mahler）による幼児共生精神病概念、ベアタ・ランク（Beata Rank）による非定型・疑似分裂病概念である。こうして、一九五〇年代から六〇年代にかけて、精神医療や精神分析は、分裂病や精神病との関係から自閉症概念を練り直していき、その過程において子供を対象として見出し、おのれの領域に繰り入れていった。

ところが、一九六〇年代に入って、児童精神病の原因を脳神経系の障害に求める動向と、その診断と療法の焦点を行動の変容に据える動向が強まり、自閉症についても脳神経系障害説と、評定尺度診断方式や行動療法が広がっていく。例えば、バーナード・リムランド（Bernard Rimland）の脳幹網様賦活系障害説、エリック・ショプラー（Eric Schopler）の診断法・行動療法である。こうして、一九六〇年代から、精神病圏にあると見なされた子どもは、精神医学と精神分析を併用してきた力動精神医学の領分からはみ出て、心理、教育、福祉によっても扱われる対象になっていく。

「正史」によるなら、自閉症に関してこの動向を決定的に進めたのが、マイケル・ラター（Michael Rutter）である。ラターは、脳器質障害説を前提としながら、言語と認知の障害こそが自閉症の中心的な基本障害であるとした。その際の診断基準は、次の三項である。第一に、対人関係の重度かつ全般的な失敗、第二に、言葉の意味理解の障害や反響言語、人称代名詞の逆用を伴う言語の遅れ、第三に、儀式的あるいは強迫的な症状である。こうして、自閉症はこれら三つの症状を示す症候群としてカテゴライズされていくことになる。実はラターは自閉症を依然として精神病圏の症候群として捉えていたのであるが、その診断と療法が精神医学的な精神病の診断や治療からかけ離れていくにつれ、より精確には、医療の領分を越えて心理・教育・福祉の領分へも拡散するにつれて、自閉症と精神病の何らかの区分が必須となっていく。「正史」によるなら、その課題をラターから引き継ぎ最終的に仕上げたのが、ローナ・ウイング（Lorna Wing）である。ウィングは診断基準に対して重要な変更を加える。ラターの第三の基準、極端な同一性保持を診断基準から外すのである。その上で、ウィングは、自閉症を社会的な対人関係の障害として再定義する。すなわち、第一に、対人認知の障害ないし対人相互交流の障害、第二に、対人コミュニケーションの障害、第三に、対人想像および理解の障害という、三つの基準を満たすものが自閉症として再定義される。さらに、ウィングは、自閉症と分裂病、自閉症と精神病、自閉症と精神遅滞の異同と関係の論点を二次的なものと捉え、いわゆるカナー型自閉症にアスペルガー型自閉症を接続して、三つの自閉的な特徴は「連続体」や「スペクトラム」をなしていると主張していく。これが現在の「主流」をなしているわけだが、この状況について、高木隆郎は次の論評を加えている。

Wing, L. の連続体やスペクトラムの概念は、それまでの自閉症の概念に根本的な変革を迫ることになった。1つには、Kanner や Rutter が定義した自閉症の概念が、重度の自閉症を念頭に置いたものであるのに対して、Wing, L. の考える自閉症は、症状が重度から軽度まで幅のある病態を含むだけでなく、軽度の状態では症状は正常との境界が不鮮明になるほど軽微なものまで含まれるのであった。このように Wing, L. のスペクトラムは自閉症が正常領域に入り込むほどまでに拡大された概念なのであって、自閉症とそうでない状態を明確に区別する境界がない状態といってもよい。そのことによって、自閉症の有病率は飛躍的に増加することとなる。(9)

この過程で自閉症概念の外延は成人にまで押し広げられてくるが、そのとき、あらためて成人において、その自閉症と分裂病（統合失調症）・精神病・精神遅滞（知的障害）との異同と関係が取り沙汰されて然るべきであるのに、そうはならないまま事態は推移してきている。言うまでもなく、アメリカ精神医学会が作成した診断基準であるＤＳＭ（精神障害の診断と統計マニュアル）がそう決めてきたからである。ＤＳＭ－Ⅲで自閉症が精神病カテゴリーから外されてから、「上位概念」として「広汎性発達障害」が設定され、その下位区分として自閉症が位置づけ直されたのである。ここにきて、発達障害概念にせよ自閉症概念にせよ、広汎化されスペクトラム化されているからには、もはや神経症・精神病・倒錯という古臭い三分法との関係など詮議する必要もないとされているわけである。いまや、精神科医も、発達障害をおのれの領分とすることに成功したからでもあろうが、臆することなく統合失調症概念は解体すべきであると主張するようになっている。この主流派の動向に対して、ラカン派精神分析は、「ふつうの精神病」なるカテゴリーを設えて、何に対してかは私には定かではないが、ともかく何かに対して抵抗を試みているわけである[10]。情勢は混沌としている。

5　狂気の行方

統合失調症の診断を誤診と断じ、それに代えて発達障害の診断を下そうとする最近の動向について考えておきたい。笠陽一郎は、次のように書いている。

〔インターネット掲示板での〕急増した相談者の約9割が、発達障害の二次障害を統合失調症と誤診された人たちだったのである。〔……〕彼らは、発達障害特有の勤勉さや几帳面さ（同一性保持行動）により、医師の処方を生真面目に飲み続け、薬剤性の複雑な三次障害をきたした人が多い。〔……〕発達障害特有の薬剤過敏に対して、統合失調症治療もどきの多剤大量処方を受け続け、眼球上転や斜頸（ジストニア）や静坐不能（アカシジア）を起こして苦しむ人は今も絶えないし、なかには、発達障害圏内であるにもかかわらず、主治医に統合失調症だと決めつけられ、数年間も保護室に収容されたままの人もいる。〔……〕一方、振り返ってみれば、発達障害に対する診断力の無さは、僕もまったく同様であった。かつての僕が描いていた発達障害の範囲はあまりにも狭く、その圏内とすべきかなりの人たちを統合失調症と誤診していたことを告白せざるを得ない[11]。

ここに語られていることについては多少の想像はつくものの、分裂病（統合失調症）や自閉症の概念史、自閉症から発達障害への歴史、精神医学の歴史をすこし振り返るだけで、すくなくとも理論的な水準でいくつもの疑問が湧いてこざるを得ない。発達障害を「基礎」障害とするとはいかなることであるのか。その二次障害とは何であるのか。それらの二次障害ないし症状は、統合失調症のそれらといかに区別されるのか。また、鑑別されるのか。それらに対する治療や療法は対症療法となるはずだがそこに何か区別があるのか。私の知る限り、そのような論点をめぐって近年繰り出されている論法は、過去に別の論脈で繰り返されてきたものばかりである。しかも、分裂病概念にしてから、出発時にはその「範囲はあまりにも狭く」、それが分裂病「圏」へと存分に広げられた後になって、それへの批判が繰り出されるという歴史を辿って来た。神経症概念についても自閉症概念についてもまったく同じことが繰り返されてきた、現在では、あたかも最初から居直ったかのようにして、発達障害「圏」の「広汎性」が公認されているのである。もちろん、旧来の疾患名の濫用を押しとどめるために、別の疾患名や症候群名に切り替えることは対象者にとっては生活上も有益であることは認められるが、それもまた過去に何度か繰り返されてきたことである。それは必ずしも悪いことではないが、発達障害は、その概念というよりは、その「名」が使用されているだけなのである。

一方では、精神病概念がスペクトラム化され、他方では、自閉症概念を契機として当初からスペクトラム化された発達障害概念が前景化している。一方では、自閉症を精神病圏におさめるために精神病概念の組み換えが試みられ、他方では、統合失調症概念の解体を通して自閉症スペクトラムを精神病圏から切り離すことが試みられている。しかも、過去の概念史を大規模に反復しながら、そのことに無知なまま事態が進行している。本章は素朴唯物論を採用しているので、こう論評を加えておこう。

そのような精神医学と精神分析における問題設定そのものを決定しているのは、現代の下部構造なのである、と。その事態を垣間見せているものとして、精神や心の専門家の発言を引用してみる。あらかじめ述べておくなら、それぞれが「いい話」である。と同時に、少なくとも私にとっては、暗澹とさせられる話である。

人一倍努力して学校や社会にうまく適応しようと頑張っているのに、なぜかうまくいかない……。その「なぜ」に対する答えが、軽度の発達障害の存在なのです。〔……〕私の印象ですが、発達障害者は、その脳の特性を考慮すると「一芸に秀でる」「芸は身を助ける」というような世界になじむような気がします。[12]

発達障害の二次障害を薬物でコントロールすることはできても、現在のところすべての症状をなくすことは難しい。むしろ、周囲が発達障害を学んで理解し、暮らしやすい環境・社会・家族システムを構築することが、患者にとって何よりの薬となることを知ってほしい。[13]

10年来、様々な薬物療法を行うも悪化の一途をたどり、ついに就労不能に至ったうつ病者が、発達特性として見直すなかで、薬物不要となり、治療終了した人も出てきた。少なくとも薬物は最小限となり、新しい一歩を踏み出し、成長していくのは間違いないと思う。アインシュタインやニュートンのように、彼らの仲間が文化を創ったのであろう。[14]

私が指摘しておきたいことは、「暮らしやすい」システムはすでに確固として構築されているということである。そして、当面の情勢において、私が多少の興味を抱いていることは、このセカンドオピニオンの波は、いつサードオピニオンにとって代わられるかということである。それ以上に、私が関心を抱いていることは、「脳の特性」や「発達特性」を考慮されて「芸」を活かすような「暮らしやすい」道へとキャナライズされること、非社会的であるはずの者が社会的に排除されながら包摂される道へとキャナライズされることに、はたして人はいつまで耐えられるのかということである。さらに、いくらか幸福であるにしても閉塞した暗澹たるその場所を脱するほどの狂気はどこに行ったのかということである。

その狂気の一部は巷に現れかけている。レイシストやテロリストの形をとって現れかけていると言うこともできる。そして、かつて精神の狂気は断固として肯定されたことがあったが、それと同じように、来たるべき行動の狂気も肯定される必要があると私は考えている。「あなたが狂気を理解していると思うなら、その歴史を見てからもう一度考えるがよい」[15]との言葉を、他と自らに向けつつ、これから狂気の哲学史を探求していこうと思っている。

第4章　精神と心理の統治

1　平和な国の内戦状態

ミシェル・フーコーは、一九五〇年代に、若き心理学者として精神病院で働いていた。フーコーは、そのときの経験について、一九八二年にこう語っている。

哲学を研究してのち、私は狂気の何たるかを見たかったのです。私は、理性を研究する程度にはそこそこ狂っており、狂気を研究する程度にはそこそこ理性的だったわけです。その病院では、私は自由に患者の間を通って看護人のところに行きました。私には明確な職務がなかったからです。時代は、神経外科が盛んになり、精神薬理学が始まり、伝統的な施設が支配していたときでした。最初、私は、これらを必要なこととして受け容れました。しかし、三か月たったところで（私の精神はのろまなのです！）、こう自問し始めました。「しかし、こうしたことは何のために必要なのか」と。三年たったところで、私はこの仕事を辞め、個人的に大きな不安感をいだいたままスウェーデンに向かいました。そこで私は、こうした実践の歴史を書き始めたのです。（［362］1598／三一〇頁）〔フーコーのテキストからの引用方式については、本章末の注記を参照〕

そうして『狂気と非理性』（後の『狂気の歴史』）を書き始めたわけだが、あらかじめ指摘しておきたいのは、この病院での経験を通して、その後のフーコーは神経外科手術や向精神薬や病院収容に批判的であり続けたにせよ、それら病院内部での治療実践や病院を核とする実践を廃棄すれば片が付くなどとは思っていなかったということである。また、その経験を通して心理学に対しても懐疑をいだくようになったにせよ、心理学そのものに対する関心は保持し続けたということである。要するに、フーコーの立場は、単なる反精神医学でも反心理学でもなかったということである。このことは、ときに指摘されてきたが、本章では、もう少しその内実に踏み込むことを目標とする。[1] この点で、もう一つの回想が重要である。一九八三年のインタヴューである。「サン・タンヌ病院には何か特別なものがあったのでしょうか。サン・タンヌはその職員の一人に、精神医学について特別に否定的なイメージを与えたのでしょうか」とS・リギンズが問うたのに対し、フーコーはこう答えている。

いいえ。サン・タンヌはご想像の通り大病院の一つでした。そして、サン・タンヌは、私が後に訪れた地方の大病院の大半よりもむしろ良いものであったと言わなければなりません。それはパリの最良の病院の一つだったのです。いや、ひどいことは何一つありませんでした。そして、まさにそのことが重要なのです。もし私が地方の小病院で同じ仕事をしていたなら、おそらくその病院の失敗を地理的状況や地方小病院固有の欠陥のせいにしようとしていたでしょう（［336］1347／四二八頁）。

サン・タンヌが最良の病院であったという言葉を、そのまま受け止めよう。近年、精神医学の進歩史観とそれを継承する反精神医学の進歩史観の影響で、以前の病院・施設の実情に対する無知と偏見が広まっているが、実際には、脱病院化以降の数値に比較しても、治癒する患者や社会復帰する患者の割合は大きかった。また、驚くべきことに、脱病院化以降、二〇世紀半ば以前の病院収容者数は極めて少なかったという当然の事実を悪しき歴史と見なす偏見がかえって強まっているが、少数収容の範囲内でもその範囲外でもそれなりにうまく行っていたのである。そして、ここが肝要なのだが、フーコーは、まさにそのことに「大きな不安感」をいだいたのだと受け止めることにしよう。その後のフーコーが研究していくことになる権力のさまざまな形態、病院収容・施設収容、規律訓練、生権力・生政治、統治性は、大体のところはうまく行く。大体のところは、人々を幸福にする。大体のところは、治安も統治もうまく行くのである。平和なのである。だからこそ問題だとフーコーは考える人であった。

こう言っておこう。定義上、異常は少数にとどまる。とするなら、その少数の異常をめぐってあれこれ思い煩うだけでは足りない。圧倒的大多数が正常であるというそのことに問題を感じなければならないのだ。

ところで、生権力・生政治については、身体がターゲットとされ、あたかも精神‐心理はターゲットから外されているかのように論述されることが多い。あるいはむしろ、生権力・生政治は個人的な身体や集団的な団体へ働きかけることを通して間接的に精神‐心理に働きかけると論述されることが多い。そのため、初期フーコーにおける心理学研究ないし心理学批判は、後年には途絶えてしまったかのように漠然と思いこまれている。しかし、そういうことではない。

一九七六年の対談「非合法性と処罰の技巧」（[175]）で、G・タラブはこんな質問を発している。「あなたが行なうように刑務所環境を分析すると、心理的次元を捨象することにならないだろうか。

〔……〕あなた自身は「身体の拘束」について語るが、身体の基礎には心的なもの（psyché）がある。あなたは何を行なっているのか」。これに対して、フーコーはこう答えている。

私は心理的次元を捨象すべきとは言っていない。たしかに私は拘留者の人格に関心はない。私に関心があるのは、常に批判されると同時に常に再生する監獄という、このパラドキシカルな施設の基礎にある権力の戦術と戦略である。この方式にあっては、心理的次元が直接に分析に役立つとは思えない。身体の問題について言うなら、監獄の機構においては実際にとても重要なのである。ところが、それは法が言うような単なる自由の剥奪ではなく、それ以上のものである。人々の身体――兵士の身体、子どもの身体、労働者の身体――に関心をもつ政治権力の戦術があって、身体はよい状態に保たれなければならないわけだ。もちろん心理（psychologie）はそこに巻き込まれている。しかし心理は、権力分析で始まる分析の最終段階へといわば追放されているのである。問題にすべきは、社会学に対して心理学を対置することではない。問題にすべきは、権力の問題設定である。権力を分析できるのは心理学の概念か社会学の概念かということが問われるわけではなかろう。権力は、本質的に力関係である。それゆえに、ある点までは、戦争関係である。したがって、使用されるべき図式を心理学や社会学から借りるべきではない。戦略から、そして戦争の技巧（art）から借りるべきである。（［175］87／一〇九 – 一一〇頁）

あらためて確認しておいてよいのは、「戦争」と言われているのは比喩ではないということである。刑務所は、「ある点までは」戦争状態にある。同じく、軍隊・学校・工場も、「ある点までは」戦争状態にある。そこでの権力関係は、戦争関係である。戦争であるからには、戦術・戦略・戦争技巧が現に駆使されている。そして戦争のターゲットは身体である。ここにおいては、心理学の概念も社会学の概念も役には立たない。権力の分析は、身体の心理学や身体の社会学といったものにはならないのだ。とするなら、やはり心理の分析は最終段階へと棚上げされるだけなのであろうか。タラブはこう質問を続ける。「しかし、その戦争関係は、概して、拘留者の肉体と身体に、そしてまた拘留者の心的なものに深い刻印を残すのだが」と。フーコーの答えはこうである。

しかし問題はそこにはない。私にとっての問題は、権力が身体と心因（psychisme）に刻印を残すという事実でもって、身体と心因が、分析への導きの糸やモデルとして役立てられるべきかどうかということである。分析への導きの糸として役立てられるべきは、戦略の関係であろう。戦争が戦闘員の身体に傷痕を残すのと同じように、権力の戦略や戦術が個人の身体に刻印を残すであろうことはもちろん了解済みだ。しかし、傷痕から始めても戦略の糸に到ることはできないのだ。（［175］87／一一〇頁）

フーコーのこの答えは、そのまま心にあてはまる。刑務所・軍隊・学校・工場は戦争状態にあるのだから、もちろん心も傷つける。だからといって、心の傷から出発して、戦争状態の分析などできはしない。さらに言えば、心の傷から出発して戦争状態を告発したところで大したことはできない。問題は、戦争状態が心の傷を残すところにも、心の傷が個人的・人格的には重大であるところにもない。肝要なのは、心の傷を残すようなそんな関係を戦争状態として分析することだ。概して心の傷を残すようなそんな戦略・戦術・技巧を分析することだ。強調しておかなければならないが、同じことは、単にネガティヴではなくポジティヴな効果でもある心の刻印についても言える。権力分析において肝要なのは、誰もが肯定する刻印を心に残すようなそんな関係を戦争状態として捉えることである。人々は刑務所で矯正され労働倫理を身につけ、軍隊で成長し有徳になり、学校で発達し社会化し、工場で労働の喜びを感じ成熟することはある。概して、人々は施設で成功裏に変容するものだ。フーコーは、そこにこそ戦争状態を感知する。そうした成功例は、誰の勝利か定かではないが、勝利した戦争が心にもたらす刻印である。だから、権力分析にあっても、心理的次元は決して捨象されてはいない。心から始めて戦争に到るのではなく、戦争から始めて心に到ると見通されているのである。この観点から、心理学者としてのフーコーの生涯を縦覧することにしよう。

2　心理学者フーコー

本章に関連する限りで、初期のフーコーによる心理学関連の文書を読んでおくことにしよう。一九五七年の「一八五〇年から一九五〇年の心理学」（[2]）において、フーコーは、心理学が実践・実用・実務と新たな関係を創設したことに留意している。

心理学が、教育・精神医学・集団組織といった実践と新しい関係を創設したのもこの一〇〇年間のことである。心理学は、それら実践の合理的で科学的な基礎として登場した。すなわち、発達心理学はありうるすべての教育学の枠組みとして構成されたし、精神病理学は精神医学の実践についての反省として提示された。逆に、心理学は、それら実践が引き起こしてきた問題、すなわち、学校の成功と失敗の問題、病人の社会への編入の問題、職業への人間の適応の問題を自らの問題として問うてきた(2)（［2］149／一五一頁）

心理学は単なる学問ではない。まして単なる心の学問でもない。心理学は、教育心理学・精神病理学・産業心理学として、学校教育の成否、精神病者の社会復帰、労働者の職業適応を研究対象とする。ただし、心理学はそれらの問題に有効な解決策を与えることを直ちに目指しているのではない。心理学の各部門は実践的な解決策を示そうとするにしても、心理学そのものが目指すことは、成功したり失敗したりするその実践の合理的で科学的な基礎を与えるということである。例えば、発達障害児の教育を成功に導く解決策を与えることを目指すのは教育心理学であろうが、心理学は、発達障害児の教育の成否を可能にしている条件、あるいはむしろ、発達障害児の教育そのものを可能にしている条件を探求するのである。ところで、時代精神の影響もあって、心理学は正常を可能にしている条件の探求としては成立しなかった。あくまで心理学は異常に関わって成立した。

心理学は、人間の実践がそれに固有の矛盾に出会う地点で誕生する。すなわち、発達心理学は発達の停滞についての反省から生まれ、適応心理学は不適応の現象の分析として生まれ、記憶心理学・意識心理学・感情心理学は初め忘却・無意識・情緒攪乱の心理学として現われた。現代心理学はその起源において、異常性・病理・葛藤の分析であり人間の人間自身に対する矛盾についての反省で

あると述べても決して過言ではない。（［2］149-150／一五一頁）

起源においてこのようであるがゆえに、心理学は若きフーコーのような人々を惹きつけてきたわけだが、ここでフーコーは、心理学を、異常性・病理・葛藤を直接に対象とするというよりは、学校で異常児を教育し、病院から社会へ精神病者を移行させ、職場で不適応者の葛藤を成熟へと導く実践を対象とし、そうした実践の基礎・条件を探求するものとして捉え直している。心理学は、精神や心の学問、その小暗き面の学問であったにしても、一見したところ地味で凡庸な実践と切り離せないものとして成立しているのである。そして、精神分析に対しても、心理学についてのこうした観点から評価が加えられていく。

この時期のフーコーは、フロイト存命中から「古典」精神分析に対して出されてきた「修正」を基本的に認めている。心理学的「修正」を容認しているのである。フーコーによるなら、本能の理論（生あるいは拡張の本能、死と反復の本能）は生物学的神話の残影にすぎず、病気を発達段階の初期への退行と捉える見方はスペンサー流の社会生物学や進化論的な夢想にすぎない。フロイトには一九世紀の残滓が見られるというわけである。それでも、フーコーによるなら、精神分析は心理学を大いに更新し、意味・歴史・文化といったカテゴリーを導入した。つまりフーコーは、当時の時代精神にしたがって、精神分析の言語・歴史・文化への応用に意義を見出していたのである。

この限りではありふれた話であるが、注意しておいてよいのは、フーコーがこの論脈でその参照文献として、F・アレクサンダー『心身医学』（一九五〇年）、A・カーディナー他『社会の心理的境界』（一九四五年）に加えて、J・L・モレノ『誰が生き残るのか？　ソシオメトリーの基礎』（一九三四年）

をあげていることである。つまり、精神分析が「応用」されて心理学の実践と結びついていく過程に関心を払っているのである。フーコーは、モレノについて、こう書いている。

モレノは、集団に特徴的な布置において、諸個人を結合したり対立させたりする正値や負値を決定するための集団分析の方法を開発した。彼は、ソシオドラマという名の集団療法を確立しようと試みさえした。その集団療法は、個人の精神分析と同じように、潜在する情緒の主題、顕在的な関係が仄めかすところの葛藤と両価性を明るみに出して実現し、その方途をもって相互の再適応と集団の情緒的再建をも可能にするようなものなのである。（［2］162-163／一六五頁）

フーコーにとって、心理学の実践とは、個人に対する精神分析の療法に加えて、モレノが開発したような集団分析による集団療法でもある。そして、後年の展開を見据えてここで確認すべきは、例えばソシオドラマといった技法こそが、権力分析にいう戦術、戦争技巧に相当するということである。とするなら、学校における教育心理学の技法、地域における精神病理学の技法、職場における産業心理学の技法こそが、学校・地域・職場という戦場で行使される戦術・戦争技巧に相当することになる。別のテクストでも確かめておこう。一九五七年の「科学研究と心理学」（［3］）の労働心理学についての議論を、その科学性・技法・実定性の関連に注意しながら見ておこう。

労働心理学は、本質的に、一方では職業の指導と選択の問題と、他方では地位・職・労働集団・職場への個人的適応の問題から成っている。しかし、その考察全体が重要性を持ち、その問いが厳密な意味で存在しうるのは、ある経済的条件のおかげである。職業の指導と選択のリアリティは、失業率と労働地位の分化水準とに応じて変わっていく。産業技術（technique）に結びついた完全雇用の体制だけが労働者の高度な分化を要請するからこそ〔……〕、この完全雇用の体制だけが、科学的研究に直接に結びついた心理学の実践に場を与えることができるのであろう。われわれにとっては神話にすぎないこんな条件がなければ、指導と選択には差別の意味しかありえない。労働地位への個人の適応の研究は、生産・過剰生産・労働時間価値・利害調整といった経済的問題に結びつけられている。（［3］178-179／一八三頁）

労働心理学が科学性を標榜できるのは、完全雇用体制の下においてだけである。あるいは、完全雇用体制を目指している限りにおいてだけである。ところが、完全雇用は「神話」である。そんなものは誰も信じてはいない。そのとき、労働心理学の実践は、指導して選別する差別の意味しかない。それはおよそ科学ではない。同様に、個人の適応の研究が科学性を標榜できるのも、生産の諸条件がそれに都合のよい状況においてだけである。しかし、おそらくそんな好都合な状況もまた神話にすぎない。そのとき、個人適応の実践は、ただの欺瞞にすぎなくなる。では、フーコーは、労働心理学をその非科学性と差別性と欺瞞性でもって告発するのであろうか。

そうではない。どうしてか。労働心理学が科学ではなく差別と欺瞞の実践であることなど誰でも承知していることだ。ところが、にもかかわらず、労働心理学がそれとして成立して機能しているということ、しかもそこに心理学が必ず関係しているということを問題化する必要があるからだ。「幸いにして」とフーコーは続けている。

幸いにして、問題はもう少し複雑である。経済的に有利な条件が不在である時期には、科学の応用や発展が無用になることもある。しかし、結局のところ、経済や戦争状態と関係なく、物体は落下し続けるしエレクトロンは回転し続ける。心理学にあっては、合理的で科学的な実践のための条件が揃わないときには、科学性そのものが心理学の実定性に繰り込まれる。すなわち、失業と過剰生産の時期には、選択は統合の技法ではなく排除と差別の技法になる。経済不況や労働価値上昇の時期には、人間の職への適応は、企業の収益率を高め、人間労働を単なる生産要因として合理化しようとする技法になる。要するに、心理学的技法ではなくなり経済的技法になる。(［3］179／一八四頁)

心理技法は経済状況の変化に応じて経済的な機能を変える。その「実定性」を科学的に探求するものが心理学として捉え直されていくのである。

心理学が経済的目的のために利用されるとか、経済的観点によって動機づけられているということではない。そんなことは応用科学には必ず起こることだ。われわれが言いたいことは、例えば、産業心理学で使用されているような適性概念は、それを定義することを求められる経済的コンテクスト次第でその内容と意味を変えるということである。適性概念は、養成の文化規範を意味したり、生産性基準に由来する差別の原理を意味したり、見習い期間の見込みを意味したり、教育可能性の評価を意味したり、実際に受けた教育の成績を意味したりするのだ。〔……〕心理学の実践は経済の道具になるだけではなく、心理学そのものが人間の間尺に合った経済の神話になるのである。

（［3］179-180／一八四頁）

概念についてだけではなく技法についても同じことが成り立つだろう。心理学の技法は、経済的コンテクスト次第では、心理学の手を離れて、例えば経営技法として使いまわされることもある。とするなら、「心理学の技法は心理学の応用としては姿を消し、その技法に名を冠するところの心理学は、技法の真理の神話となる」。つまり、経営技法として使用される技法もまた、心理学の技法の転用と見なされる限り、その経営技法を可能にする条件と基礎は、心理学へと差し戻され続けることになる。経営者はこんな風に考えるだろう。〝サイコドラマを労務管理にでも使ってみるか。サイコドラマの効果なんて高が知れたものだろうが、コンテクスト次第で、数日間の研修で何をどうやっても、とにかく真面目にやりさえすれば、集団的にも経営的にもどんなに些細でも何らかの意味を持つだろう〟と。ここで重要なのは、経営者も労働者も臨床心理士も、いかに些細な効果でも何らかの変化を人間に及ぼすはずであるということの理論的な基礎が、かの心理学にあると信じていることである。心理学が技法の真理の神話として通用している限り、その技法は人間に何かを及ぼすと信じられる。フーコーは、今日では自明になっている心理学のこの有り様、すなわち、科学性を標榜する学問と経済的にその意味と機能を絶えず変容させる実定性との必然的ともいえる結びつきを問題にしたのである。だからこそ、一九六一年の『狂気と非理性』「序文」[(3)]（［4］194／二〇二頁）にあるように、「心理学の可能性の諸条件の歴史」を書くことを目指したのである。

3　精神医学と精神分析の間の心理療法

一九六五年のA・バディウとの対談「哲学と心理学」（[30]）を見ても、心理学教育プランを開陳してみせるなど、それが最後には心理学批判を考えさせる教育プランであるにしても、学問はおのれに反省的・批判的になることをもって完結するとも言えるわけだから、心理学者としてのフーコーの態度に変わりはない。むしろフーコーは、若きバディウに「心理学全体主義」と揶揄されても、心理学が哲学の伝統を引き継ぐ学問であるかのようにすら語っている。その上で指摘しておきたいのは、フーコーは、心理学と応用心理学の実践や技法が不可分だと捉えていたように、心理学と心理療法を不可分だと捉えていることである。ここからフーコーは、対面する二者関係や少数の集団内部において善きこととして行使され続けている各種の療法についても、それらを労働心理学における職業の選択や指導の技法、差別と選別の技法、産業的で経済的な技法と同等のものとして捉え直していくことになろう。

心理学は構造の認識となり、心理学に結びつかずにはおかない場合に応じた療法（therapeutique）は、個人というテクストの認識となるだろう。言いかえるなら、心理学を一定の正規の授業計画から切り離すことは絶対にできないと私は思っている。心理学は、哲学そのものと同じく、おそらく、いや確かに、医療であり療法である。〔……〕心理学のすべては教育学であり、解読のすべては療法である。そこでは相手を変化させることなしには相手を知ることはできないのである（[30] 472／二三二頁）

この観点は、一九七四年の「狂気、権力の問い」(［141］)においても基本的に変わっていない。むしろ精神医学と反精神医学の関係を見直す過程で、心理療法の位置が浮上してくる。

たしかに、精神分析は精神医学の実践に対して一連の批判を行なうことを可能にした。精神分析は、収容が最良の療法の形態ではないと分かることを可能にした。歴史家としては、また、一定の距離をとるなら、精神分析は精神医学からの全面的・根本的な切断ではないと思われる。〔……〕一九世紀の精神医学は、精神分析の多くの要素を既に含むか準備する療法の技法に達していた。〔……〕精神医学が今日において依然として精神病者に対する主要な介入の形式であることを忘れることはできない。何百万もの人が依然として収容に服し神経弛緩薬の治療に服している。その一方で、精神分析を受ける人は、教養人や知識人のとても狭い範囲に限られている。こうして精神分析は精神医学の場を取るには到っておらず、両者は今日の社会で共存している。そして、両者を隔てる間には、職権の分割、カウンセリング、相互支援が織りなすシステムがある。〔……〕純粋な精神医学と純粋な精神分析を隔てる間には、心理セラピー(psychothérapie)や地域精神医療といった一連の療法の形式がある。こうした管理(contrôle)の制度、精神の整形外科(orthopédie mentale)の制度についての詳細な研究が重要であろうと私は考えている。(［141］1530／二四〇頁)

フーコーの関心が向けられているのは、精神分析と精神医学というより、両者の中間に広がっているシステムである。そこにあるのは、現在では、各種の専門職(社会福祉士、精神保健福祉士、介護福祉士、訪問看護師、保健師、臨床心理士)、各種のカウンセリング(育児相談、就学相談、就労相談、学生相談、心理相談、遺伝相談、結婚相談）、各種の相互支援（自立支援、セルフヘルプグループ、患者会、運動団体）が織りなすシステムであり、そして、各種のセラピー（精神分析的療法、談話療法、認知行動療法、人間主義的療法、家族療法、集団療法、スピリチュアル療法）、各種の精神医療（地域センター、服薬管理、クリニック、診療所）が入り混じり入り乱れる状況であり、さらに、それらによる管理と精神整形外科の制度・施設（学校、大学、職場、刑務所、福祉施設、老人施設、矯正施設、中間施設、移行施設）である。そのシステムとは、実は第二次大戦後から言われてきたことであるが、近年になって強調され誰もが口にするようになった「連携」のことである。フーコーは、まさにそこに戦争状態を感知し、権力分析を進めようとするのである。そして、互いに飛び地を領地化して平和共存する精神医学と精神分析のあいだに広がる戦場における実定性の真理にして神話であると目される学問が、心理学として捉え直されているのである。

フーコーが、一九七五年の「収容所、性、監獄」（[160]）において、知識人の役割について語った有名な言葉がある。「私の信条として、知識人というものは長きにわたって僭称してきた道徳審査官の役割、つまりあらゆる領域で善悪を規定する役割を今さらまた演じるべきではないと思う」（[160] 1644／四〇五頁）という言葉である。ところで、これは忘れ去られていることであるが、この言葉は、「一般に心理セラピーをどう思うか」という質問に対する回答の中で語られていた。

二つの理由から、それに答えるのは難しい。心理セラピーにはさまざまな実践が含まれている。一方には、いかさまでしかないものから、他方には、患者個人に対しては昔以上の精神医学権力を適用するものまで、さまざまである。その範囲は広大である。とても興味深いものさえ存在している。私はどれかを選び出すことはできない。さらに、私の信ずるところでは、知識人が長きにわたって自らに帰してきた役割、道徳的立法者の役割、どんな領域でも疚しくない良心でもあり疚しい良心でもあるという役割をまた演ずるべきではない。知識人の役割は、自分が関心ある主題に関係する人々に自らを結びつけることである。それゆえに、私は、自分が結びついていない領域について立場を取ったり一般的意見を発したりすることを拒否する。私は、数年間、毎日毎日、精神病院で過ごしたことがある。また、数か月間、監獄の中に入ったことがある。また、数年間、元服役者やその家族の集団に参加していた。心理セラピーについては、私はきちんと接触したことがない。(4)（[160]1644／四〇五頁）

フーコーが言っているのは、心理セラピーに対して道徳的判定を下すつもりはないということ、心理セラピーに関心を払ってこなかったということ、それゆえに、心理セラピーに関係する人々に結びついてこなかったということ、そしてその限りで、心理セラピーについて一般論を述べるわけにはいかないということである。ところで、すでに見たように、フーコーは、いかさまから昔ながらの精神療法まで、さまざまな療法のシステムに関心を寄せている。そして、そのシステムの善し悪しを判定するのとは異なる仕方で、ある立場を取ろうとするのである。それが、生権力・生政治論でも統治性論でも貫かれていることを確かめるのが以下の課題となる。

うであった。

4　生権力の両極を媒介するもの

一九七六年の『性の歴史Ⅰ　知への意志』における生権力・生政治の規定は、身体をターゲットとしており、およそ精神や心理に関わってはいないように見える。もちろん、生は精神生活や心的生活を含んでいると解してやれば簡単であるが、もう少し事態は複雑である。生権力・生政治の規定はこうであった。

生に対するこの権力は、一七世紀以来、二つの主要な形態で発展（発生）してきた。両者は互いに反するものではない。むしろ両者は発展の二つの極をなし、両者の間には両者を結ぶ諸関係の束（faisceau intermédiare de relations）がある。極の一つは、先に形成されたと思われるが、機械としての身体を中心として形成されてきた。身体の調教、身体の適性の価格上昇、身体の力の簒奪、身体の効用と身体の従順の並行的な増加、管理の実効的で経済的なシステムへの身体の統合、これらすべては、〈規律訓練〉、〈人間身体の解剖‐政治〉の特徴である権力の手順によって確保されてきた。少し遅れて一八世紀半ばに形成された第二の極は、身体‐種を中心として、生物の機構が張り渡され生物学的過程の媒体として役立つ身体を中心として形成されてきた。この生物学的過程とは、繁殖、出生数と死亡率、健康の水準、生の持続、寿命、そしてこれらすべてを変化させる条件のことであるが、それを請負って行なわれるのが、一連の介入と一連の〈調整管理〉、〈人口（住民）の生‐政治〉である。身体の規律訓練と人口の調整は二つの極をなし、その周囲で、生に対する権力が発展してきた(5)。

読まれる通り、生に対する権力、生権力は、その二つの極においては身体をターゲットとしている。精神や心理は影も形もない。ただし、両極の間には「諸関係の束」があるとされ、両極の「周囲」で生権力が発展すると書かれているからには、その諸関係の束こそが生権力のことだと解しておかなければならない。権力とは権力関係のことであるからには、生権力は生権力関係なのである。したがって、生権力関係は、極に存するというよりは周囲と中間に存する。生権力関係は、身体規律訓練と人口調整の周囲と中間に存する。例えば、職場と保健所の周囲と間に広がっている関係、産業医・衛生管理者・衛生推進者・安全衛生推進者・保健師・看護師・産業カウンセラー・臨床心理士・人事労務管理スタッフ・従業員支援カウンセンターなどが張り巡らす関係のことなのである。

他方、この一節が発生生物学の用語で書かれていることにも注意しておきたい。未分化な胚細胞は諸力の場をなしているが、そこに極性が形成されることでそれがオルガナイザーとして働き、胚細胞は発生・分化を遂げていく。その際、極の周囲と両極の中間における諸力の場こそが生命力の場として作動し、そこに多様で多彩な組織や器官が発生してくる。ここから類比を引き出すなら、機械としての身体と生物としての身体を両極として、その周囲と中間における権力関係の場が生権力・生命力・バイオパワーのことであることになる。問われるべきは、あるいは問われてもよいのは、その権力関係の場で発生・分化するものは何かということである。言うまでもないが、組織や器官に相当する諸装置、学校・刑務所・工場・病院といった施設である。そして、「身体」という語が一貫して単数形で書かれていることを考慮するなら、機械身体と生物身体の間の権力関係の場で発生・分化するものは、精神と心理、約めて魂のことであると言えよう。

機械身体に焦点をあてるのは規律訓練・解剖－政治であり、生物身体に焦点をあてるのは調整管理・生‐政治であるが、生権力関係が両方に関わるのであれば、その関係を可能にしたり実効的にしたりする媒介が必要である。あるいは、同じ身体の二つの側面を媒介するものでもって生権力関係を形成することが必要である。この点でフーコーが実際に辿った発想の方向については曖昧なところが残るにしても、生権力論の理論構成からして、両極を媒介するものがそれとして名指される必要があるのは確かである。『性の歴史Ｉ』では、それが「性器（sexe）」と名指されている。

生の政治技術のすべては二つの軸に沿って発展してきたが、それらの交点（charnière）にあるのが性器である。一方で性器は身体の規律訓練の管轄に属する。〔……〕他方で性器は人口の調整の管轄に属する。〔……〕性器は同時に二つのレジスターに挿入されるのだ。性器は、微分的な監視、瞬時の管理、極度に用意周到な空間設備、際限のない医学的・心理学的検査、身体に対するミクロ権力に対して場を与えその理由を与えるものである。しかしまた、性器は、大量の措置、統計的な予測、社会体の全体や集団の全集合を狙う介入に対して場を与え理由を与えるものである。性器は、身体の生へのアクセスであると同時に種へのアクセスであるのだ。性器は、規律訓練の母胎としても調整の原理としても役立つのである。[6]

読まれる通り、同時に二つのものの「母胎」となり、同時に二つのものの「原理」となるものが問題になっている。一方のミクロな権力――そこに心理学の技法が含まれる――と、他方のマクロな介入――そこに社会心理学や産業心理学の技法が含まれる――を媒介するものが問題になっている。いまはそれが「性器」と、お望みなら「性」と名指されている。そして、フーコーは、その性器・性をめぐる知、学知とも実践知ともつかぬ知、特定の学問には還元できない知を追い求める意志が、ミクロな権力やマクロな介入と絡み合う様子を分析しようとしているのである。

そもそも『性の歴史』は、「われわれ」の知るような性（的なもの）を分析しようとしているのではない。そうではなくて、生権力関係と絡み合う知の意志が欲しがるようなものを分析しようとしている。したがって、知の意志がほしがるものには、性器・性以外のものもあるのだと解さなければならない。例をあげてみるなら、障害、病気が直ちに思い浮かぶ。身体の各部位、とりわけ脳は重要である。身体的なものから離れて例をあげてみるなら、もちろん精神、心、魂である。このとき、権力と絡み合う知は、もはや心理学とは呼ばれない。あくまで精神・心・魂の知と呼ばれるべきことになる。ただし、呼び名が変わっても、初期の心理学者フーコーの問題設定は、基本的には変わっていないと言うべきである。

そこで、生権力の一つの極に埋め込まれる限りでの精神と心理の技法が、フーコーにあってはどうなっていくかを追ってみることにしよう。T・サズの仕事に論評を加えている一九七六年の「規範の社会的拡大」(7)（[173]）を読んでみよう。

フーコーと同様に、サズも権力の技法に関心を寄せている。サズが関心を寄せるのは「印付け、診断、質問の技法」であるが、サズは、専門家が直接に個人に対して行使する技法に体現する権力の技法を問題視し、あたかもそれを取り止めるなら、善き専門家－クライエント関係を実現できるかのように考えている。これに対して、フーコーが関心を寄せるのは、「社会的－警察的な分割＝分配（partage）の技法」である。その技法は、「間断なき可視性、個人の恒常的な分類、階層化、資格の限定、境界の設定、診断の実施」などのことである。フーコーは、専門家が個別に行使する権力の技法を問題視するにしても、より一般的な分割＝分配の技法の例として問題化するのである。精神と真理の専門職が行使する技法は、言うまでもなく非対称的で一方的な権力関係である。しかし、その技法を対等な当事者同士の関係に転用したところで、あるいは集団的な関係に埋め込んだところで、それが社会的－警察的な分割＝分配の技法の下位の技法におさめられている事態はいささかも変わっていない。むしろ対等平等といった幻想によって、事態はますます隠蔽されていく。ときに暴力的にもなる軋轢があるにしても、それらは個別的二者関係ないしその重合において生ずる日常的で局所的なトラブルと見なされることによって、「連携」を通して作動する分割＝分配はまったく見逃されていく。フーコーが見ているのはそこである。注意しておきたいが、フーコーはそのこと自体に善悪の評価を与えているのではない。善いとも悪いとも言いはしない。再犯可能性がある者として分類することは学界的に悪いことと見なされるかもしれないが、それを悪いとは必ずしも言わない。公害病の認定患者として分類されるのは世間的に善いことと見なされるかもしれないが、それを善いとは必ずしも言わない。フーコーが見ていることは、両者がともに権力の技法であるということである。

そして、権力による分割＝分配の基準は規範（ノルム）であり、現代社会は規範化の社会（ノーマライゼーションの社会）と規定され、フーコーは、この権力の中心に医療権力があるとする。では、サズのように医療権力を批判するならば、権力を批判できることになるだろうか。そんなことにはならなかった。そんなことは起きなかった。どうしてか。

もし狂気が診断分類図表に並べられる精神病ではないとするなら、もし狂気には病理化することも医療化することも及びようのない特殊なリアリティがあるとするなら、そのとき狂気とは何であろうか。反精神医学は、まさしくその何ものかに直面しなければならない。精神病の用語でコード化してはならない何ものか、社会的規範性の用語でコード化してはならない何ものか、しかし問題を作り出す何ものかに直面しなければならない。反精神医学は、施設の内部と医師の意識の内部では、狂気の医療化を解体した。しかし、まさにそのことのゆえに、医療と精神医学による長き植民地化を経て、狂気の問いがわれわれに戻ってくるのである。ここで何をなすべきか。（［173］76-77／九四頁）

たしかに反精神医学は狂気の植民地化を終わらせた。脱病院化と地域精神医療化は医師においても常識化した。ところがポスト植民地主義の時期になって、今度は、狂気は別の問題として立ち現われてくる。地域での社会問題として、学級運営の問題、就労の問題、犯罪予防の問題、路上生活の問題として立ち現われる。この社会的－警察的な分割＝分配の体制、ノーマライゼーション社会においては、狂気は「絶対的な外部」として出現することなど絶対になく、あくまで問題化されるべき何ものか、問題化されるべき特殊なリアリティとして立ち現われる。そのようにしか立ち現われない。一難去ってまた一難とでも言えるわけだが、大半の人は、一難が去った後に来るものを難とは思っていない。思っていても、大半の人は、一難去って別の一難が来るまでの狭間に垣間見える「何ものか」を感知することはない。この論脈で、フーコーは、サズの精神分析的療法に批評を加えていく。

精神分析は、米国においてだけでなくフランスにおいても、大衆的には医療実践のように機能している。たとえ精神分析を実践するのが医師でなくとも、精神分析は療法として、医療的な介入として機能している。この観点からするなら、精神分析は、いたるところで確立しつつある医療的「管理」のネットワークの一部をなしている。（［173］77／九五頁）

フーコーはこう続けている。「精神医学者はそのクライエントに病人の身分を高額で売りつけていた」のだが、反精神医学運動後のサズをはじめとする精神分析的療法家や心理療法家は「自分を病人であると捉えている人々に非‐病気を売っている」。つまり、医療的管理下に置かれる連携のネットワークの下で、非‐病気を売っているのである。同様のことは、障害、非行、不適応などでも起こってきたことである。相も変わらず、権力のネットワーク、社会的‐警察的な分割＝分配の技法が作動しているのである。繰り返すが、フーコーはそのことを善いとも悪いとも言わない。フーコーが見据えているのは、「問題を作り出す何ものか」、絶対に「直面」を回避され続ける「何ものか」であるからだ。

5　魂と行動の統治へ

生権力・生政治論から統治性論への移行について、そもそも生権力論・生政治論は一時的な定式にすぎないという理解がなされることがある。たしかに後年になって、「生権力・生政治」という用語は使われなくなるが、しかし問題構成そのものに大きな変動があったわけではない。そして、その限りで、心理学批判の課題、精神と心理の問題設定も消えたわけではない。とはいえ、この移行については、それが戦線の縮小や後退ではなかったのかということも含め、慎重に検討し直す必要もある。本章では、権力の技法が個人化の技法として捉えられてから、自己の技法を主題化するに到るその移行についてだけ検討しておきたい。一九七八年の「統治性」（[239]）では、「いかにして自己自身を統治するのか」という問いは魂の統治の問題と行動の統治の問題として立てられており、明確に精神的・心理的次元の問題設定を引き継いでいるが（[239] 636／二四七頁）、そこへの移行の理路を辿っておこう。

まず、生権力の極の一つである規律訓練は、個人化する権力として捉え返される。その戦場では、個人化の技法が行使される。一九八一年の「権力の網の目」（[297]）では、こう語られている。

権力の個人化の技法。いかに誰かを監視するか、いかにその行動・行為・適性を管理するか、いかにそのパフォーマンスを強化しそのケイパビリティを増加させるか、いかにその誰かが最も有用であるような場所に置いてやるか。これこそが、私の意味での規律訓練である。（[297] 1010／四一一頁）

当然、その事例としては、リハビリテーションの技法、ケイパビリティ・アプローチなどを想定できるだろう。そして、この「権力の網の目」では、いまや「権力の道具」は、「法廷、法、司法装置」ではなく、「医療、社会管理、精神医学、心理学」であるとも語られ(8)（[297] 1018／四二〇頁）、心理学は、特権的な地位からすべり落ちたとは言えるかもしれないが、あらためて「権力の道具」として、戦争状態の武器として位置づけ直されている。そして、一九八二年の「主体と権力」（[306]）は、この個人化する権力から統治性論への移行を説明するものとして読み直すことができる。そこでフーコーは、権力分析の出発点を、新しい社会運動に垣間見られた戦争状態に置いている。

出発点として、この数年のうちに展開されてきた一連の異議申し立てを取り上げることを提案したい。すなわち、女に対する男の権力への、子に対する親の権力への、精神病者に対する精神医学の権力への、住人に対する医学の権力への、人々の生き方に対する管理(administration)の権力への異議申し立てである。(［306］1045／一四頁)

そしてフーコーは、これらの異議申し立てを「権威に対する闘争」と言うだけでは不十分であって、それらに共通するものを精確に見定めなければならないとして六点ほど列挙していく。「人々の生き方に関する管理」を念頭に置いて、共通するものの列挙から拾い出しておくなら、異議申し立てにおいて、「人々は、自分に最も近くにある権力の審級、すなわち、個人に対して行使される権力の審級を批判する。人々は「第一の敵」を探すのではなく、直面する敵を探すのである」(［306］1045／一四頁)。つまり、その生き方を直接に管理する「敵」を探すのである。そして、この「敵」との戦争は、「個人の地位=身分」を問う闘争である。

一方で、その闘争では、差異の権利が肯定され、個人を真に個人的になしうるすべてのものが強調される。他方で、その闘争では、個人を孤立させ、個人を他人から切り離し、共同生活を細分化し、自己が自己自身へ折り返すことを個人に強制し、個人をそのアイデンティティに縛りつけうるすべてのものが攻撃される。〔……〕この闘争は「個人」のためのものでも「個人」に対抗するものでもなく、「個人化の統治」とでもいうべきものに反対するのである。（[306] 1045-1046／一五頁）

この「敵」の武器は、個人化の技法である。例示してみるなら、個人を分離する技法（施設から地域や在宅へ移行させる技法、ユニットケアを売り込み住まわせる技法）、共同生活を細分化する技法（パーティションの技法、建築での動線の技法、個室を推奨し運営する技法、訪問の技法）、個人を反省的にさせる技法（個人面談、相談、オフィスタイム、エントリーシート、質問票）、等々。「敵」はそれらを武器として戦争と統治を行なう。そして、いまや「国家」が「個人化の母胎」にすらなっており、その権力は「私的企業、相互扶助団体、慈善家、人道家」によっても行使されている（[306] 1049／一八頁）。つまり、新しい社会運動の末裔たる慈善家や人道家は「敵」だと言われているのである。個人化の母胎たる国家から産み落とされて個人化の技法を行使する「敵」だと言われているのである。専門家だけが「敵」なのではない。「味方」も、いや「味方」こそが、「敵」なのである。

結論として、こう言うことができよう。今日われわれに提起されている政治的・倫理的・社会的・哲学的問題とは、国家と国家の施設＝制度から個人を自由にしようとこころみることではなく、国家と国家に結びつく個人化のタイプからわれわれを自由にすることである。われわれは、数世紀にわたって押しつけられた個人化のタイプを拒みながら、主体性の新しい形態を促進しなければならない。（[306] 1051／二〇頁）

だから、問題は、「味方」と連携したり共同したり協同したりすることではない。問題は、「敵」と「味方」がもたらす個人化のタイプを拒むことである。ところが、当時もいささか驚かされたのだが、個人化に対して「主体性」という用語を使うというだけでなく、その主体性の探求に際して技法が用いられるという展望をフーコーは示したのである。「自己の配慮（souci）」について、新しい研究プロジェクトを打ち出した一九八一年の「主体性と真理」（[304]）を読み直してみよう。

> 自己の「配慮」の歴史と自己の「技法」の歴史は、主体性の歴史を作る一つのやり方になるかもしれない。しかしながら、それはもはや、狂人と非‐狂人、病人と非‐病人、犯罪者と非‐犯罪者の分割を通して作られるのでもなく、生きて話して労働する主体に場所を与えながら科学的対象性の領野を構成することを通して作られるのでもない。それは、われわれの文化における「自己自身への関係」の成立と変容、及びその技法的な骨組みとその知の効果を通して作られるのである。こうして、別の面から、「統治性」について問いを立て直すことができるだろう。自己による自己の統治、他者への関係と連節する自己による自己の統治[2]（教育学、行動のカウンセリング、霊的な指導、人生モデルの処方などに見られるような）。（[304] 1033／四四五頁）

フーコーが関心を寄せる統治性は、分割して分配して統治する権力ではない。たしかに観点は変化している。フーコーが関心を寄せる統治性とは、自己が自己を統治することであり、まさにそのことによって他者への関係が連節化してくるような統治である。そして、そんな統治性は、まさに各種の技法に見出されると言うべきである。統治性にあっては、例えば狂人自身が自己を統治し、まさにそのことによって非－狂人との関係を連節化する。その一方で、非－狂人自身も自己を統治し、まさにそのことによって狂人との関係を連節化する。人々を分割し分離してきた施設は解体されて連携が強調されてきたからには、個人化の技法は、各人が自己を統治し、よってもって他者関係を構築する統治性に組み込まれることになる。言いかえるなら、そのようにして、各人は包摂されて統治されるようになる。これが現在の権力である。

「敵」も「味方」も戦争を仕掛け続けている。個人化の技法でもって治安し保安し管理し統治し続けている。とするなら、その武器を奪って自己のものにしようではないか。精神と心理の技法をわがこととして使ってやろうではないか。そのとき「主体性の歴史」を作れるのかもしれない。「主体性の新しい形態」を促進できるのかもしれない。このフーコーの展望の帰趨はまったく不明である。なぜなら、心理学者フーコーが辿った道は、現在においてもその帰趨は不明だからである。

＊Michel Foucault, Dits et écrits, 1954-1988, 2 vol., édition eétabli sous la direction de Daniel Defert et Francois Ewald avec la collaboration de *Jaques Lagrange* (Gallimard, 2001)：蓮實重彦・渡辺守章監修『ミシェル・フーコー思考集成』（全一〇巻、筑摩書房、一九九八－二〇〇二年）からの引用については、文書番号の後に、それが収録された原書の巻における頁数、それに対応する邦訳書の巻における頁数を表記する。例えば「[30] 472／二三二頁」は、三〇番の文書、原書（第一巻）四七二頁、それに対応する邦訳（第二巻）二三二頁ということである。文書番号によって巻数は定まるので巻数は略した。

III

第5章　人格障害のスペクトラム化

「マチェーテ、やればできる子」（松浦美奈訳、映画『マチェーテ』より）

1　「狂人の二つの体制」

よく知られているように、ドゥルーズ／ガタリ『アンチ・オイディプス』（一九七二年）は、「分裂病（統合失調症）」を「狂気」の典型と捉え、「狂気」の苦悩や悲惨だけでなく「狂気」が含んでいる力能も、「分裂病」の「経験」として捉え返そうとする試みであった。まさしく当時の時代精神を象徴する試みであったわけだが、その理論的な基礎は、ドゥルーズが『ニーチェと哲学』（一九六二年）から『意味の論理学』（一九六九年）にかけて定式化していたところの構造主義、すなわち、パラドックス的な審級が多彩なセリーの間を駆け巡ってそれらを共鳴させていくとする構造主義にあり、『アンチ・オイディプス』は、そのパラドックス的な審級の位置に分裂病者を嵌め込む構図をとるものであった。一九六四年のニーチェ・シンポジウムで発表され、一九六七年に公刊された「力能の意志と永遠回帰についての諸帰結」において、ドゥルーズは、クロソウスキーのニーチェ論に多くを負うことを認めながら、こう書いている。

クロソウスキー氏は、神の死、死せる神は、《自我》からその同一性の唯一の保証、その統一的な実体的基盤を奪うと述べました。つまり、神が死ぬと、自我は溶解するか消滅するが、しかし、ある仕方でその自我は、他のすべての自我、役割、人物へと開かれ、こうした他の自我などの系列（série）は、それらと同じ数の偶然の出来事からなるものとして踏破されなければなりません。「私はシャンピージュであり、私はバダンゲであり、私はプラドである、結局、歴史上のすべての名前は私だということです」[1]。

とするなら、正常者とは特定の同一性を織り成すセリーに固着する者のことであり、したがって、正常者が自らを解き放つためには、当時の通念からして自我の同一性が解体されていると目される分裂病者の経験、その錯乱・妄想時の経験だけではなく、その陰性症状の最中にも秘かに営まれているはずの経験に学ぶのでなければならない。そのとき、「われわれ」は、人間が生きることのできるすべてのセリーを現実的にであれ想像的にであれ経巡って、その果てにおいて、人間主義的・人類学的には多彩であっても結局は閉じた円環を形成するところのセリー群の外部へと抜け出ることができるであろう。これが『アンチ・オイディプス』狂気論の基本的なヴィジョンであったが、私の見るところ、『アンチ・オイディプス』以降、ドゥルーズはその構図とヴィジョンを捨て去ることになる。その徴候は初期ドゥルーズにも見出すことはできるが、その決定的な転換を示すのが、一九七五年の「狂人の二つの体制」である。ここでドゥルーズは、狂気の通例の区分、神経症と精神病へと区分する精神医学的な二分類や、神経症・精神病・倒錯へと区分する精神分析的な三分類を採ることなく、それらとは別の仕方で、狂人を二つの体制に区分していく。一つは、循環型の体制、あるいは、妄想型（パラノイア的）体制と呼ばれ、もう一つは、線状型の体制、あるいは、情念型体制と呼ばれるが、

「分裂病」関連の語彙は出てこなくなることに注意されたい。

精神医学の危機の大きな原因の一つは、このまったく異なった二つの記号の体制が交差したところにあったと考えらる。妄想性錯乱者（l'homme du délire paranoïaque）を監禁することはいつも可能である。かれは狂気のあらゆる徴候（signes）を示している。しかし、別の見方をすれば、かれはまったく狂人ではなく、その論理は完璧である。情念型の欲望の人間（l'homme du désir passionnel）は、一つ二つの点、それも検知するのが難しい点を除けば、まったく狂気の徴候を示さない。しかしかれは狂人であり、突如として行為（例えば殺人）に移ることに狂気が表れる。(2)

読まれる通り、ドゥルーズは、「精神医学の危機」を通念とは異なる観点から捉えようとしている。継続的にであれ突発的にであれ狂気のシーニュを明確に発する人間は、たしかに秩序紊乱的であるが、そうであるからこそ、かえってその対策や処遇は簡単である。その意味では、精神医学が多種の専門領域と連携して対応する体制を築きさえするなら、狂気が精神医学を危機に追いやることはない。ところが、精神医学にとっても各種専門領域にとっても厄介なのは、継続的に狂気のシーニュを発しているのに社会生活に適応して暮らしている人間と、日常的に常人として暮らしているのに突発的に狂気のシーニュを発しながら自傷他害に走る可能性をもつ人間である。前者について誰彼となく入院させるわけにもいかず、後者について誰彼となく保安処分で予防拘禁するわけにもいかない（コストがかかりすぎる）。表面的な狂気が正気を侵すのを待機するか、表面的な正気が破れて触法行為に走るのを待機するしかなくなる。いずれにせよ、精神と心の専門家の出番はなくなってしまうのである。だからこそ、精神医学は危機に追いやられることにもなる。あるいはむしろ、事態は逆から見なければならない。精神と心の専門家が通例の狂気全般に対処可能な体制を整えたからこそ、いまだ飼い馴らされない狂気の残りもののようなものが前景化してくるのである。そして、「狂人の二つの体制」の議論は、ドゥルーズ＋ガタリ『千のプラトー』（一九八〇年）に引き継がれていく。「5　いくつかの記号の体制」から引いておく。

二〇世紀の初め臨床的な洗練の頂点にあったとき、精神医学は心的な統合を保ったままで「知的減退」をともなうことがなく、幻覚もともなわない錯乱という問題に直面した。最初の大きな症候群としては、すでにさまざまな様相を呈するパラノイア的錯乱あるいは解釈の錯乱があった。しかし、問題は、エスキロールのいう〈モノマニー〉、クレッペリンのいう〈好訴妄想〉などにおいて記述され、セリユーとカップグラのいう〈復讐〉錯乱、クレランボーのいう恋愛妄想において定義されたような、もう一つの症候群がときとして自立的に存在することであった（好訴あるいは復讐、嫉妬、好色）。まずセリユーとカップグラ、そしてクレランボー（分類の方法において、いちばん進んでいたのは彼である）の実にすぐれた研究によると、意味性のパラノイア的で解釈的な観念的体制と、ポスト・シニフィアン的で情念的で主体的体制とが対立することになるだろう。(3)

ドゥルーズ／ガタリによるなら、精神医学が「臨床的な洗練の」頂点にあるとき、まさにそのようなときであるからこそ繰り返し浮上してくる問題がある。すなわち、心的な統合を保ちながら（つまり、分裂病［統合失調症］でも神経症でもない）、知的減退を伴わず（つまり、精神薄弱［知的障害］ではない）、幻覚も伴わない（つまり、精神病ではない）、そのような錯乱が問題として浮上してくる。知的な減退をともなうことのない二つの錯乱に関するこのような歴史は、たいへん重要なものである。なぜならそれは既存の精神医学を攪乱するものではなく、十九世紀の精神医学が成立したときその中心にあり、精神医は、出現したときからちっとも変っていないということをよく説明している。つまり、彼は、人道主義的、警察的、法律的な要請に締め付けられ捉われて、本当の医者ではないと告発され、狂っていない者たちを狂人と見なしているとか、本当に狂っている者が誰かは見ようとしないとか疑われ、彼自身最後のヘーゲル的な美しき魂として、意識のドラマの虜になって出現するのである。(4)

この精神医学の危機にあっては、精神と心の専門家は「最後」の美しき魂になる。すなわち、人間の間の差異、性的差異や文化的差異や民族的差異のすべては原理的に和解可能で宥和可能であると思いなす美しい魂に、とくに正気と狂気の差異についても、人道主義的精神医療改革と警察的・法律的社会防衛の狭間で、それもまた和解可能で宥和可能であると信じたがる美しき魂になる。いまの場合、狂気に見えるが正気である人間を措置入院させてはならぬとする人道主義と正気に見えるが狂気を隠している人間に対処せねばならぬとするポリツァイの狭間で、意識と良心のドラマを演ずるのである。しかし、精神と心の専門家が実際に行なうことといえば、二つの厄介な狂人に対して二つの体制を設定することでしかない。

狂人ではないけれども狂人のように見える場合もあれば、狂人には見えないけれど狂人である場合もある。（この二重の確認はまた精神分析の出発点でもあり、こうして精神分析は精神医学と結びあう。われわれは狂気に見えるが、狂気ではない。夢の場合がそうだ。われわれは狂気であるが、そうは見えない。日常生活がそうだ）。それゆえ精神医は寛容や理解を擁護し、監禁（l'internement）の無用性を強調し、オープン・ドアの病院を求めるようになるか、あるいは逆に、より強い監視を求め、狂人が狂人に見えないため、よけいに酷いものになる特別な保護施設（asiles spéciaux de sûreté）を要求するようになるのである。観念の錯乱と行為のそれという二つの大きな錯乱が、多くの点において階級の区別と一致しているのは、偶然だろうか（あまり監禁される必要のないパラノイア患者とはまずブルジョアであるのに対し、偏執狂や情念的訴訟狂はしばしば農民および労働者階級に、あるいは政治的事情による殺人者のように社会の周辺に見られるのである）。〔……〕パラノイア患者がみなブルジョアであるわけではなく、情念にかられる人々、偏執狂がみなプロレタリアだというわけではない。しかし、神とその精神医たちは、現実の混沌の中に（dans les mélanges de fair）、たとえ錯乱的であっても階級的社会秩序を保存するものと、たとえせまい範囲に限定されていても、積み藁の火事、両親の殺人、あるいは分類しがたい愛や暴力性といった無秩序をもたらすものとを識別することを任務としているのである。(5)

これに対して、ドゥルーズ＋ガタリはこれら人間集団を戦士・少女・マイノリティへと形象化していくのであるが、その集団は、精神医学・心理学の側では、人格障害者として形象化されていくと見ることができる。そこで、人格障害概念の創始者と目されることのあるハーヴェイ・クレックリーの所説を見ておくことにしよう。

2 「正気の仮面」

取り上げるのは、ハーヴェイ・クレックリーの『正気の仮面』（一九五五年）である。[6] クレックリーは、「狂人の二つの体制」のうち情念型に重点を置きながら、正気＝健全（sanity）の概念そのものに問題を見出していく。狂気（insanity）ならそれは明確に認知されるだろうが、本当に正気であるかどうかを明確に見分けることなどできない相談だからである。

精神医学者は、古典的なタイプの精神障害（mental disorder）で苦しんでいる患者なら、大抵の場合、素早くそれとして認知できるし、素人であっても、その多くの場合に、発狂している（deranged）と簡単にわかるのであるが、誰もが認めるであろうが、そうはいかない人が大量に残っている。すなわち、地域共同体に決して適応していないにもかかわらず、狂気の公式の分類のどこにも位置づけられていないような人々の集団である。〔……〕こうした人々の多くは、法律的には適格（competent）であると判定されるのだが、その精神医学的に判定される無能力（disability）のゆえに人生を州立病院内部で過ごさざるをえなくなっている患者以上に、自己に対しても他者に対しても危険である。かれらは、法と医学の名目的定義によるなら自動的に正気であると認証されるのだが、その行動はといえば、粗野な非合理性と非適格性を明白に示すのである。[7]

問題は、司法と医学の境界ないし狭間に関わっているが、通例の問題の設定の仕方とは少し異なっていることに留意しておきたい。通例、保安処分・予防拘禁をめぐる問題はこう立てられてきた。自己と他者に対して危害を及ぼす人物、ないしそれを繰り返す虞れのある人物は、一方では、それが犯罪として行動化されるなら司直の手に委ねられ、他方では、自己への危害、犯罪に至らぬほどの他者危害にあっては、当人とその家族によって精神医学の手に委ねられ、その限りでは、司法と医学はそれぞれの領分を明確に分け持つわけだが、両者のどちらに振り分けるべきかが定かではない場合、その限りで両者の境界が曖昧になる場合が出てくる。というより、ここでも事態を逆から見なければならないが、そもそも司法と医学の双方を横断して両者の境界を曖昧化するような法制度が実定されており、その一つが精神障害者の責任能力に関する法制度であり、もう一つが措置入院制度である。前者の場合、精神医学的に精神障害と判定される人物については司法的にその責任能力の有無や程度を判定することが要請され、後者の場合、医療を受けるか否かの決定権は当人から剥奪されて家族や行政へと移転される。つまり、近現代の司法と医学が、個人主義・自由主義を表向きの大原則としながら、それに対する例外を、とりわけ精神障害者に対しては当初から法制度化しているのである。したがって、仮に個人主義・自由主義の大原則でもって首尾一貫させるべきであるとするなら、一方では責任無能力や限定責任能力の法制度を、他方では措置入院制度を廃棄するべきであるということになる。そして、触法精神障害者に対しては、通例の司法刑罰制度の下でも、被疑者や受刑者の身体の病については それを治療することがあるのと同じく、その精神と心の病を治療する制度を備えつけておくなら一件落着することになる。そして、再犯の虞れに関してなら、ことさらに（触法）精神障害者を特別視する謂われはないのであって、お望みなら、個人主義・自由主義の大原則との調整を図りながら、全国民と全住民を監視して自傷他害を予防するアーキテクチャーを設計しておくなら一件落着することになる。これが通例の問題設定とその行き着く先であるが、クレックリーの問題設定はそれとは異なっている。クレックリーが問題化している人物は、あからさまに狂気であるのではなく、司法から見ても精神医学から見ても一般人から見ても正気なのである。ただし、その行動は不適応であり非合理的であり不適格である。近年の学界流行語で言いかえるなら、「反社会的」であり「非社会的」である。では、クレックリーは、それのどこをどのように問題化しようとするのか。実はそこが最後まで曖昧なのであるが、ともかくクレックリーは、司法の網にも精神医学の網にもかからない一群の人々を精神医学的かつ心理学的に問題化したい欲望にとらわれており、そこから当然の帰結として出てくることだが、再三再四、そうした人物が必ず犯罪へと行動化するといった「誤解」や「偏見」を退けようとする。そのとき、その人物像は、具体的行動化と切り離されて規定されなければならず、当然にも心理化されて描き出されていくことになる。

進行性の病の初期段階にある人物とは別に、国のいたるところで、おそらくは世界のいたるところで、社会全体から見るなら事実に反して不条理な信念に強烈に固執している一群の市民が見出される。しばしば、こうした人々は、他者にとっては、疑いもなく非合理である行為に耽るのである。[8]

クレックリーは、そうした市民の例を、実在する有名人や文学の登場人物から拾っていくが、筆頭にあげられる名誉に浴しているのがヴィルヘルム・ライヒである。ライヒは、彼が発見したと称する「オルゴン」エネルギーでもって心理療法にあたり、やがてそれが癌治療にも効能があると言い出してからは薬事法に違反した犯罪者として遇されることになったが、クレックリーが問題化するのは、司直の手にかかるまでのライヒの有り様である。その中途の段階のライヒは、近年の流行語で言うなら「困った」人なのである。「困った」ことに、その奇矯な行動は犯罪に該当しない。「困った」ことに、その行動に嗜癖するわけでもない。「困った」ことに、心理療法を規制する法規があるとしてそれに違反しているわけでもない。それでも「困った」ことに、「社会全体」にとっては「困った」人物なのである。(9) そして、「困った」人物の集団があるとして、論の運びとしては、それを学術的にどう呼称するべきであるのかということになる。

では、どちらかといえば未分類のこれらの人々は何者であろうか。また、その障害（disorder）は何であろうか。本書の以下のページは、それらの問いに答えるためのものであるが、その答えをあらかじめ明確に述べるのは簡単ではない。精神病院などで精神科医学者が非公式にその類の患者のことを呼称している名称にしてもさまざまであり混乱してもいる。医者なら誰でもサイコパス（psychopath）という語に慣れ親しんでいるが、それはそうした人々を名指す最も普通の用語である。それは、語源的には「病める精神」「心の病」から引き出される用語であるが、通常は、精神病（psychosis）も精神神経症（psychoneurosis）も免れている者を指示するために使用されている。医学事典に見出されるサイコパスの定義は一貫性を欠いており、その精神医学的な通常の使用法にも精確には適合していない。(10)

そこでクレックリーはどうするかというなら、混乱の絶えない用語「サイコパス的人格（psychopathic personality）」に代えて、「人格障害＝パーソナリティ障害（personality disorder）」を採っていくのである。これをもって、クレックリーは、人格障害論の創始者と称されることにもなるのだが、ここで強調しておきたいのは、そもそもの初めから、人格障害という用語は、過去の混乱のすべてを反復するように宿命づけられているということである。司法の手にも医学の手にもかからず、正気の仮面をつけているが本当は狂気を秘めている人物およびその集団を指し示すという用語であるからには、混乱や濫用、誤解や偏見は当初から織り込み済みであり、それが予定されもし期待されてもいると言うべきである。[11] ところで、私自身は、その類の用語で名指されるような人物が存在すると認めてもよいと思っている。そのような人物が「自然に」集団をなしているかどうかは大いに疑わしいが、少なくとも私は、行政や専門職の網にかからない、網にかかっても専門家の手に負えないような正気の仮面を被った潜在的な狂人が存在することには別に何の問題も感じない。ところが、私には実に不思議なことなのだが、クレックリーとその後裔は、何としてでもそこに問題を見出したがるのである。

普通の医師であっても、そこに問題があるということに少なくとも気づいておくことが重要である。精神医学の現在の標準にしたがうなら、そのような患者は、精神病者用の州立病院や退役軍人用の連邦政府立の同種の病院への入院資格がないのである（not eligible）。かれらは、正気で適格（competent）であり、少なくとも理論的にはその行為に責任能力がある者として分類されている。そのように分類されているがために、かれら自身が危険なほどの障害をもっていても、精神医学的患者（と家族や地域共同体）を保護するために用いられている施策をかれらに適用して、何らかの治療や制限の下に置くことはできなくなっている。多くの精神医学者は、技法的な見地からも、かれらを神経疾患も精神疾患もないものと見なしているのである。[12]

こうしてクレックリーは「技法的」にも人格障害を対象とする道を切り開こうとしていくわけであり、歴史的にも最初に行動療法がその任にあたることになる。注意しておきたいのは、「最後の美しき魂」であるクレックリーとその後裔が提起している問題を、社会防衛や治安の問題であると捉えるだけでは事態を捉え損なうということである。この点には後で立ち返るが、さしあたり、この論脈で注意して然るべきことは、クレックリーもまた、その問題を子どもの方に転移して発見していくということである。クレックリーは、カール・メニンガーの議論を参照しながら、正気に見えるが突如として非合理な行動に走る人間の典型として、子どもがそれにあたることを見出していく。と同時に、精神障害に分類はできないもののそれでも精神に難があるがために非合理な行動に走る人間の典型として、「白痴（idiot）」がそれにあたることを見出していく。[13] クレックリーは、子どもがそのまま大人になってしまうこと、知的障害児がそのまま大人になってしまう「発達」を想定してそこに問題を見出していくのである。したがって、クレックリーとその後裔にとっては、サイコパスの言いかえである人格障害において、その戦線は二つに分かれる。一つは、児童の学習過程への介入であり、もう一つは成人の人格障害者への介入である。ただし、その介入は、司法的でも医学的でもないものにならざるをえない。だから、教育化・心理化・福祉化しておかなければならないのである。そして、クレックリー以後の歴史をすべて捨象して指摘しておかなければならないが、日本では、その二つの戦線が、二〇〇四年の発達障害支援法として法制度化されたのである。

第一条：この法律は、発達障害者の心理機能の適正な発達及び円滑な社会生活の促進のために発達障害の症状の発現後できるだけ早期に発達支援を行うことが特に重要であることにかんがみ、発達障害を早期に発見し、発達支援を行うことに関する国及び地方公共団体の責務を明らかにするとともに、学校教育における発達障害者への支援、発達障害者の就労の支援、発達障害者支援センターの指定等について定めることにより、発達障害者の自立及び社会参加に資するようその生活全般にわたる支援を図り、もってその福祉の増進に寄与することを目的とする。

第二条：この法律において「発達障害」とは、自閉症、アスペルガー症候群その他の広汎性発達障害、学習障害、注意欠陥多動性障害その他これに類する脳機能の障害であってその症状が通常低年齢において発現するものとして政令で定めるものをいう。２：この法律において「発達障害者」とは、発達障害を有するために日常生活又は社会生活に制限を受ける者をいい、「発達障害児」とは、発達障害者のうち十八歳未満のものをいう。３：この法律において「発達支援」とは、発達障害者に対し、その心理機能の適正な発達を支援し、及び円滑な社会生活を促進するため行う発達障害の特性に対応した医療的、福祉的及び教育的援助をいう。

この法制度のターゲットたる発達障害児・者は、『精神障害の診断・統計マニュアル（第五版）』（DSM–V）では自閉症スペクトラムに数え入れられる人々におおむね相当するのであるが、それら相互の異同について、また、その概念史に関して、相も変わらぬ詮議と混乱が生じてはいるが、ここで重要なのは、発達障害群であれ自閉症スペクトラムであれ、未介入のままの発達の先に想定されているることが、精神疾患であるというよりは人格障害であるということである。そして、その動向に呼応するかのように、DSM–Vの第二部では、それまで第I軸の臨床的症状と区別されて第II軸に位置づけられていた人格障害が、いわゆる多軸診断が廃止されて、精神医学固有の対象である精神疾患と並んで位置づけられるとともに、DSM－Vの第三部では、人格障害が、それまでのカテゴリー分類法が廃止されてディメンション・アプローチでもってスペクトラム化され始めている。スペクトラム化は連続モデルとも称されて、いずれ、誰でも大なり小なり人格障害者であるといった物言いを普及させていくであろうが、その運用の実情はどうなっているのであろうか。ドゥルーズの用語で言うなら「情念型の欲望の人間」「行為の錯乱の人間」、クレックリーの用語で言うなら「サイコパス＝人格障害者」の行く末はどうなっていくのであろうか。近年の認知療法と行動療法の報告で読まれる限りでの実情を見ることを通して考えておきたい。

3 認知療法のゲーム

認知療法の創始者とされるアーロン・T・ベックの『人格障害の認知療法』を検討してみる。[14] 本書は、「第I部：歴史、理論、研究」と「第II部：臨床応用」に分かれ、後者の各章は、『精神障害の診断・統計マニュアル（改訂第三版）』（DSM－III－R、1987）に記載された三群にしたがって配列されている。A群は「風変わりで常軌を逸している」と記載されている障害で、妄想性、分裂病質、分裂病型人格障害が含まれる。B群には反社会性、境界性、演技性、自己愛性人格障害が含まれるが、これらは「演技的、感情的、あるいは気まぐれ」と記載されている。C群には回避性、依存性、強迫性、受動攻撃性人格障害という範疇に属する「不安や恐怖をいだきやすい人たち」が含まれる。[15] そして、総計で3＋4＋4＝11の人格障害について認知療法の「臨床応用」が書かれていくが、[16] あらかじめ、

DSM－Vで廃止されたところの第I軸臨床的症状と第II軸人格障害の区分についてのベックの議論を見ておくことにする。ベックによるなら、第I軸の症状、少なくともその急性症状は十分に治療可能であるが、それが「消褪」した後の「臨床場面」では、病前からの「人格類型と人格障害」が前景化してくる。この人格障害は、当人に苦悩をもたらしたり「他者や社会との摩擦」をもたらしたりする限りで「障害」と見なされるが、当人がそのことに無自覚であったり当人や周囲が自覚していても途方に暮れるばかりであったりすることが多いがために、「臨床場面」にそもそも現われてはこない。ましてや、「長期」療法によって人格の変容を目論む精神分析とは違って、「短期」療法を特長として広まってきた認知療法の「臨床場面」にはなおのこと現われてこない。しかし、ベックは、よしんば認知療法が「長期」に及ぶとしても、人格障害をその治療対象に繰り込めるし繰り込むべきであると主張する。その事情についてはさまざまな推測が可能であるが、そこはともかく、ベックは第I軸と第II軸の関係についてこう書いている。

第I軸障害と人格障害の相違についてもっとも理にかなった説明をすれば、症状的障害に特徴的な極度に誤った信念や解釈は比較的柔軟であり、実際、とくに治療的介入を行わなくても、うつ病が消褪するにつれ、和らいでくるということである。しかし、人格障害におけるもっと持続的な非機能的信念は「構造的」である。つまり、それらは「通常の」認知機構に組み込まれているのである。そういうわけで、人格障害の改変に必要な構造的変化をもたらすには、たとえば、感情障害の非機能的思考を変化させるよりも、かなり多くの時間と労力が要求されることになる。(17)

両者の差異は信念の強度の差異に還元され、後者の信念は構造的な原‐信念と見なされる。そして、認知機構に組み込まれ人格（障害）を「構造的」に構成している「非機能的信念」は、基本的には「スキーマ」と術語化される。それは「根深く凝り固まっており、標準的な抗うつ治療や抗不安治療で用いられる治療技法に容易に屈するものではない」原‐信念である。その類の原‐信念を基盤とする人物は、専門職の手に負えない「処遇困難」な「困った」人々であるということになる。そこからのステップは、こうなる。ベックは、クライエントの体験からあたかも帰納的にスキーマを引き出せるかのように述べたうえで、今度は、そのスキーマが人格（障害）の構造を構成する諸原理をなすかのように述べ、そこから、いわば演繹的に人格障害の非機能的経験を導き出せるかのように述べていく。つまり、スキーマは、人格障害者の人格を構成する初期設定として、かつまた、人格障害者にとっての世界を構成する初期設定として捉えられている。言いかえるなら、特定のスキーマを初期設定とする世界のゲームを、当初は機能的・適応的にプレイしていた人格（障害）者が、疾うに世界のゲームが別のスキーマへと変換されているにもかかわらず、当初のゲームをプレイし続けているがために非機能的で不適応的なプレイをする羽目になっていると捉えているのである。この点を、「境界性人格障害」のスキーマで確認しておこう。ベックは、そのスキーマとして三つの原‐信念（本章では「ルール」と呼びかえておく）を設定している。

ルール1：この世界は危険で悪意に満ちている。
ルール2：私は無力で傷つきやすい。
ルール3：私は生まれつき嫌われものだ。

こうしたルールの下で始まる世界と人生のゲームが、境界性人格障害者にとっての世界と人生である。あるいは逆に、こうしたルールの下で始まる世界と人生のゲームのプレイヤーとしてキャラクター化されているのが境界性人格障害者である。例えば、次のようなことである。この世界は危険に満ちている（実際、そうであろう）。しかも、この世界は悪意に満ちている（実際、そうであろう）。このとき、どんな人生ゲームをプレイしなければならないだろうか。どんなキャラクターを選べばよいであろうか。世界の危険を短期的にであれ長期的にであれ合理的に見積もって対処すればよいだろうか。そうはいかない。合理的に予期して行動したところで世界そのものがその合理性を裏切るような悪意を含んでいるかもしれない。合理的に予測して行動するにはどこかで必ず他人や制度を当てにせざるをえないが、その他人や制度が悪意を隠し持っているかもしれない。だから、どのように予期しようが、どのように行動しようが、世界の悪意に照らしてみるなら、主体の力能はあらかじめ虚しくされており、主体はあらかじめ無力化され傷つきやすくなっている（ルール２は世界の法・真理である）。では、世界と人生の別のルールをプレイしていそうな他者、例えば、対人援助を旨とする他者に依存することはできるだろうか。依存してもよいのだが、対人援助のルールはといえば、主体をエンパワーしようとすればするほどますます主体を無力で傷つきやすいものとして扱って主体を無力化するという悪意を隠し持っているから、主体の自立を支援する援助を受ければ受けるほど、ルール１の真理性が実証されてくる。ところが、主体は、そのことを口に出すわけにはいかない。嫌われるからだ。もっと手の込んだ悪意にさらされるからだ。しかし、心に秘めても秘密は見透かされるのが世の常であって、支援者の態度もそれに伴って変容していき、結局はルール３の真理性が実証されるだろう。総じて、世界はこのようになっており、そこでプレイするには、それに適応的で機能的なキャラクターを引き受けて学習し習得し発達し社会化しなければならないのだ。以上のようなことが、ベックが境界性人格障害者（の発達過程）について想定していることである。このとき、人格障害者に対する治療方針はほぼ自動的に決まる。世界を初期化して初期設定を変換することである。そこで、認知療法は、原－信念から派生すると目される自動思考や態度を反省的（再帰的）に変更することを通して原－信念の変換を期待していくわけだが、そこから、いかなる技法が導出されうるのか、そもそも導出されうるのかといった「専門的」なことには触れない。ともかく、確認しておくべきは、ベックの基本図式のポイントは、ＤＳＭ－Ⅲ以来の人格障害の錯綜した記載を、人格障害者のスキーマへと総合してみせたということに尽きる。そして、たしかに「演技的」で「気まぐれ」な境界性人格障害の場合には、他の精神＝心理療法と同様に、それなりの効を奏するであろうことも予想はつく。[18]ところが、他の人格障害の場合、そのスキーマの設定からして困難であり、効を奏するとはとても思えないのである。反社会性人格障害のスキーマを取り上げてみる。

ルール１：私は自分のために用心する必要がある。
ルール２：私は侵略者でなければならない。さもないと私の方が犠牲者になってしまう。
ルール３：他人はお人よしか、意気地なしの役立たずだ。
ルール４：他人は搾取的であるから、私には彼らを搾取し返す権利がある。
ルール５：規則とは「持たざる者」に対して「持てる者」を保護する目的で作られた恣意的なものだから、自分には規則を破る資格がある。[19]

これらのスキーマによって構成されうる世界にはリアリティがある。むしろリアリティがありすぎると言うべきである。それは誰もが抱いている世界観の一部になっており、反社会性人格障害に固有のはずの世界観を記述・構成するものにはなっていない[20]。あるいは、こう評することもできる。反社会性人格障害は狭義のサイコパスを包含するが、そのサイコパスの特徴の一部をなす犯罪性を考慮するとき、ベックが設定するような「理知的」な世界観からそれが派生してくるとはとても思えないのである。仮にベックが想定する方式で犯罪性が派生するなら、反社会性人格障害に対する治療法は、もっと合理主義的で功利主義的な世界への変換の訓育ということになろうが[21]、それは統治や治安の観点からしてもあまりに楽観的な見方であると言わざるをえない。要するに、ベックのスキーマは反社会性固有のリアリティを捉えていないことがあからさまに見えてしまうのである。ということは、人格障害者の側にしても、それを反省的（再帰的）に信ずることなどできないし、まして変換プレイに参入する気にもならないということになる。そして、そのことは不可避である。そもそも人格障害のカテゴリー的な分類そのものが、幾度となく指摘されてきたように、曖昧で混乱したものだからである。また、詳しくは追及しないが、ベックの世界（観）変換ゲームそのものに理論的な難があるからである。いずれにせよ、DSM－Vがカテゴリー分類を放棄してディメンション・アプローチによるスペクトラム化へと舵を切り始めたからには、ベック的な認知療法の図式は修正ないし放棄を迫られていくはずである。したがって、これは認知療法にとどまらないが、人格障害を対象とする各種の精神＝心理療法について、その実情を否定する必要も肯定する必要もないだろう。その類の療法が社会防衛と治安の一部をなしていることは自明であるが、それらは人格障害を正常化させる実践の「仮面」としてしか機能しておらず、しかもほとんど「非機能的」な「仮面」にしかならないからである。

その上で指摘しておきたいのは、大学や研修において各種の「(半)構造化面接」「心理テスト」「アセスメント」の技法を習得することを通して、多くの人が、人格障害者の世界と人生をゲーム的に見る訓練を積んでいるということである。例えば、その一つに四件法で回答していく「サイコパシー・チェックリスト」(PCR-R)なるものがある。その日本語改訂版の項目の一部を取り出してみよう。[22]

「他人から搾取されるような間抜けな人は、たいていそうされてちょうどよい」

「他の人達には高尚な価値とやらについて悩ませておけばよい。私の主要な関心事は損か得である」

「人は愛というものを過大評価していると思う」

「他の人の気持ちを操ることは楽しい」

「私は、他の人が聞きたがっているようなことを言ってやる。そうすれば、その人たちは私が望むことをしてくれるようになる」

「しばしば退屈する」

「私の問題の大部分は、単に他の人々が私を理解していないことによる」


おそらく多くの学生や専門家は、この類の検査を自ら受け、それを他者に対して行使する訓練を受けているはずであるが、それを通して、その類のスキーマでもって世界と人生を眺めることを、とりわけサイコパスと目される人間を眺めることを訓育されている。まさしく度し難い偏向教育が専門家教育として定型発達者に対して行なわれているのであり、それこそが愚劣であると評しておくべきであろう。

4 「軽度」なる行動療法

行動療法の評価については多くの議論の蓄積があるので、[23] ここでは近年の報告の幾つかを見ておくだけにする。まず、「発達障害」を対象とする行動療法を取り上げてみる。いつも驚かされるのだが、その報告文献ではしばしば、「不登校・ひきこもり、心身症、精神疾患」がひとしなみに発達障害の「二次」障害として位置づけられている。精神「疾患」が非適応的行動と並列され、発達障害はその基礎となる「一次」障害として位置づけられている。ここから窺えることは、発達障害とは、そもそもの初めから、成人の人格障害の下絵の位置を宛がわれているということである。さて、発達障害を対象とする治療・実験・実践においては、手始めに各種の検査が施される。適応行動尺度・障害程度・知的水準・問題解決尺度・感情調査票などが持ち出され、対象者の「力＝能力＝権力」の「強度＝程度」が指標化されるが、そこからの結論はいつも同じであって、その「中核的な障害」は「社会性・コミュニケーションに関する障害」と「感情の表現と認知の障害」に還元され（それらは精神疾患の、ではなく、人格障害の下絵をなす）、その対策技法は「個人的なスキルアップ」と「支持的で援助的な環境の設定」に還元される。では、例えば、いうところの「社会性・コミュニケーション」とはいかなることであるとされているのだろうか。あるプログラムでは、そのタスクは次のように語られている。

基本的に介入は、学校で先生が、7ヶ月間のプログラムを週3時間実行した。学習したスキルを発揮するために、週2回、割り当てられた仲間（定型発達）と出会う機会（放課後と休憩時間）を設けた。

プログラム内容は、以下の通りであった。a「友だちとは何か」「なぜ友だちの話を聞くのは大事なのか」「どのように友だちの話を聞くのか」「どのような方法で話を聞くのか」「友だちと似ているところと違うところは何か」といった前もって獲得すべき概念の提示。b効果的な教育：単純な感情（悲しい、うれしい、怖い、怒り）、表情・ジェスチャー・声色の認識を通して自分と他者の感情を同定する仕方を学習する。また、社会的な状況においての感情の同定の仕方を学習する。c社会的－対人的な問題解決：13の主要な社会的コミュニケーション、たとえば「友だちとの会話を開始する」「友だちを安心させる」「友だちと経験を共有する」などの13の課題に、3つずつの問題状況が設定された。(24)

そのプログラムのうちaを見れば直ちに気づかれるように、これは心理化・医療化といったことではなく、その問いの立て方からして、（徳）倫理化と評すべきである。また、bにしても、感情教育であると評すべきである。プログラムａｂは過不足なく哲学的で倫理学的なプロジェクトなのである（一応注意しておくが、だからということで、それは善いと言いたいのではない。その評価は哲学的・倫理的に争われるはずのことであると言いたいだけである）。プログラムｃにしてもそこに変わりはない。例えば、「友だちを安心させる」という課題において、それを達成するためのスキルとは、相手の顔を見ること、見るにしてもこちらの顔を強張らせないこと、可能なら軽く頬を緩めることといった行動の能力・技法として捉え直され、それを学習して習得させるために、同じことの反復でもって訓練を進めていくことになるはずである。それは、伝統的な哲学・倫理学にいうところの「魂の修練」に相当すると言ってかまわない。その訓練が功を奏するなら、対象者は人格者となって、その友愛の「能力＝権力＝徳」

を高めることになるはずである。さらに、自己統治して「友愛の政治」さえも実践するはずである。

　では、ここで、いかなる批判が可能であろうか。すぐに思い当たることは、対象者は、その反復訓練を通して、友愛の仮面を、徳の仮面を、人格の仮面を、ひいては「正常の仮面」を表面的に習得しているだけになっているといった批判である。しかし、この類の批判は的外れである。仮定として、対象者は友愛を身につけていなかった。自生的・自発的に身につける潜在能力はないものとされていた。このとき、その対象者に、友愛を教えるにはどうすればよいのか。知性的に徳を教えることが誰に対してであれ不可能であることは周知の事実であるからには、訓練や修行によるしかない。定型発達者はその訓練や修行の効果を真なる仮面として受け入れているだけであり、その観点から、仮面なき状態に仮面を被せることをもって贋物と評することなどできない相談である。行動療法は徳育・感情教育・人格教育であると素直に認めておけばよいのである。しかしながら、だからといって、その一方で、対象者は、その仮面（ペルソナ）でもって世を渡り歩けるようになるといった楽観論を振りまくわけにもいかない。数ヵ月の訓練で身につくことではなかろうし、状況が変わればすぐに色褪せてしまうであろう。そして、繰り返し、周囲の「誤解」や「偏見」にさらされてトラブルを起こすであろう。となると、生涯にわたる支援や保護や監視が要請されたりもするが（それこそが愚劣な要請であるが、「幸い」なことに）、そんなことが可能になるはずもない。では、何かを言うべきであるとするなら、何と言うべきか。私は、その対象者に、そもそも友愛の徳は必要なのかと問い質しておきたい。もう少し控え目に言い直すなら、そもそも定型発達者にとっての友愛なるものを身につけさせることの意義がまったく不明であると言っておきたい。ただし、仮初めであれ、友愛の能力を習得することは悪いことではあるまい。いかなる「力＝能力＝権力」であれその増強は、通例の価値の彼岸において、常に善いことである。別の報告を取り上げてみよう。

対象児Aは「同じ発言を何回も繰り返す」という不適切な行動があり、それに対する適切な代替行動は「すみません」であった。つまり、対象児Aの不適切行動は注目要求の機能と推測された。対象児Bは、「不適切な感じで笑う／イライラを示す／会話中のアイコンタクトの欠如」があり、それに対する適切な代替行動は「分かりません」となった。つまり、対象児Bの不適切行動は、社会的逃避の機能と推測された。指導方法は、次の(1)〜(3)であった。(1)消去：不適切行動に対する強化を随伴しない（注目しない／質問をやめない）。(2)代替行動の強化：「すみません／分かりません」に強化（注目提供／質問中断）を与える。(3)セルフモニターリングの強化：適切行動を自発するたびにリストバンドに記録していった。セッション終了後、新聞を読む活動やマニキュアを塗る活動といった強化子を提供した。[25]

これこそ、自己統治の主体の育成、お望みなら、ネオリベ的な主体の育成である。では、ここでいかなる批判を加えるべきであろうか。すぐに気づくことだが、二人の対象児はともに、その「不適切」行動でもって、その「機能」を達成している。「注目要求」と「逃避機能」に「成功」しているのである。にもかかわらず、どうして「代替」行動への行動療法が必要なのか私には見当がつかない。だからといって、私は、代替行動へ強化することが間違っているとまでは言わない。別の報告を見るなら強化子として任天堂ゲームを使っているものもあるようなので、それで参加者が楽しめるならお好きにどうぞ、という以上の態度をとる気になれないからでもあるが、とりわけ発達障害児を対象として自覚的に取り組まれている一連の統治技法、すなわち、不適切行動に代わりうる代替行動の設定、強化手続の設定、代替行動の般化促進のための自己管理手続きの設定といった訓練の流れが、他人事とも笑い事とも思われないからである。「われわれ」定型発達者はすでにそのように訓練されて「力＝能力＝権力」を身につけているからこそ、「われわれ」は発達障害者に対して「徳」を発揮したがっているのではないかと思われるもするからである。要するに、手を換え品を換え短期流行を繰り返している各種行動療法については、それに弄ばれ翻弄される子どもを思うとき「子どもを救え」と言いたくなる場合もあるにはあるが、発達には善悪が入り混じった多彩な経路があるしそうならざるをえないのだと思い直せば、全否定も全肯定もできなくなるといった程度のことである。今度は、成人についての報告を見てみよう。対象となっているのは、「うつ病的な様相」をもっている「分裂病質人格障害」である。

二九歳の女性が、私の外来にやってきた。二九歳になっても友達がいない、一人で孤立している、家で内職しているだけである。趣味もなければ人生を楽しいとも思わないということであった。表情はたしかに乏しく、いささか生気のない視線を送っていた。体も固く、挨拶もろくに出来ないという状況であった。私は外来で診ていたが、対人関係をもつことの不安はきわめて強かった。／それでひとまず入院して、人と接する練習を行った。あまりに対人関係が得意な人ではかえって彼女は脅威を受けるので、彼女と同じような分裂病質人格障害の人を対人接触の相手に選び、練習を行った。／視線が相手の顔をきちんと見ているであろうか、体が固くないであろうか、あるいは自己紹介を大きな声できちんと行ったであろうか、人に問いを発したであろうか、リラックスするような配慮ができたであろうか、というような初歩的なことから練習し、最終的には相手の内面を聞けるようなレベルに達するのが目標である。そうなれば自分の内面も言えるようになる。／表面はうつ病的な様相をもっているので、うつ病的な感情を是正することが、まず第一番目になすべきことである。しかし、うつ病が軽くなっても、本質的には分裂病質人格障害の問題が残るので、このような行動療法を行う。／また、家のなかにだけいるのではなく少しでも外に出るという暴露療法も行う。／これらを徹底的に行えば、三カ月ぐらいでだいたいは普通の対人関係が保てるようになる。〔……〕筆者の経験では、分裂病質人格障害に、認知的なことや理論的な説明をしても、それほど心に残らないことが多い。むしろ行動療法のロールプレイやSST、グループセラピーを利用してやることのほうが、より彼らの心に深く印象を残すようである。行動療法を徹底的に行い、だんだん自分の発言ができるようになると、その喜びは顔にすぐにあらわれてくる。また一人でも友達ができればその様相はまったく変わり、きわめて明るくなることが多い。／また、薬物療法として、フルフェナジン（フルメジン）、あるいはハロベリドール（セレネース）などを少量使ったほうが有効である。抗不安薬もつけ加えたほうが経過はよい。(26)

その通りなのであろう。そして「筆者の経験」に似た経験は、それが薄められた形であるにせよ、誰しも経験することではないだろうか。その意味でも、他人事ではないのである。ところで、ここで注意しておいてよいのは、精神疾患の代表と目されるはずのうつ病が対症療法の対象たる二次的な症状と位置づけられ、これまで基本的には、治療可能とも教育可能とも矯正可能とも目されてはこなかったはずの成人の人格障害が「療法」のターゲットとして位置づけられていることである。そして、これも注意しておいてよいのは、よしんばそれを遂行しているのが医師であるにしても、もちろん薬物療法は医師の職掌になっているとはいうものの薬物療法そのものは人類誕生以来の技法であることを想起しておくなら、その「療法」を純粋に医療的とは言い難いことである。したがって、この事例で「療法」が功を奏しているのは医師や病院が織り成す制度の力によるところが大きいにしても、そこで行なわれていることは、実質的に脱精神医学化・脱病院化していると見るべきである。[27]加えて、そこで使用されている専門用語の「仮面」に惑わされず、脱病理化・脱心理（主義）化しているとも見るべきである。そこで起こっていることは、徳育と感情教育なのである。それ以上でもそれ以下でもない。したがって、この事例に対して、そもそも人格の変容を目論むなど医療の越権行為であるか、そんなことに医療保険点数を賦与するのは間違えていると批判することは可能であり必要でもあるが、むしろ私としては、医療も含め、通例の精神疾患の向こうに人格障害を見て取ってそこに対処したがっている動向は、所詮は「軽度」にとどまると見ておきたい。哲学的・倫理学的なプロジェクトがそう簡単にうまくいくはずがないのである。その上で指摘しておきたいのは、成人の人格障害を療法の対象とする動向には、やはりどこかいかがわしいところがあるということである。この点で、検討に値するのは、いわゆる「ディスチミア親和型うつ病」であろう。これは、「古典的」なうつ病に比して、自責の念や罪責感に乏しく（したがって、症状を「贈与」することによる神経症化を経ないことには「古典的」精神分析・心理療法の手には負えない）、仕事に燃える時期の無いまま常同的に意欲の無さを訴え続けるものであるが、そうした「適応障害、逃避、依存」の根底には、「パーソナリティ」の問題が潜んでいると見なされている。俗に言う「新型うつ」の「働きたがらない」「困った人たち」のことである。[28]その場合、従来からのうつ病を典型とする対策以外に、その基底にある人格に働きかける認知行動療法的な対策が求められていく。例えば、こうである。

カウンセリングの意図するところは以下のような視点に集約される。①就労することによる利益と、欠勤などによる不利益を検討させる。②現在の不適応状態について、自らの訴えに整合性は図られているか否かを検討する。③一般的には、不合理な訴えは職業人としての生活を困難な状況におとしめ易いことを確認する。④これまでの言動の結果として、現状では自らの職業生活が困難な状況に陥っていることを再確認する〔……〕を目標としたカウンセリングである。特に自らの言動が不合理なものであることについて、あたかもクライアント自身が自発的に気がついたかのように誘導することで問題点をより受容し易いものへと変化するよう働きかけることで、修正への動機を高める点が〝動機付け面接〟上の重要なポイントである。[29]

すぐに気づかれるが、ここで行なわれていることは、およそ旧来のカウンセリングではなく道徳教育であり、動機の内在主義・外在主義論争で知られる英語圏メタ倫理の教育にすぎない。倫理学の専門家ですら「血肉化」していないその類の道徳を、どうして教育することができるだろうか。そんな企ては、所詮は「軽度」にとどまるのである。とはいえ、職場のトラブルの原因を「困った人たち」の人格に帰していく動向には確かにいかがわしさがある。そこに対する批判は必要である。しかし、繰り返すが、歴史的に振り返っても、性格や人格をターゲットとする各種療法は「軽度」にとどまらざるをえないからには、うつ病対策でもって結局は不適応者を離職へとやさしく追い込む傾向性や社会防衛や監視の傾向性に対してそれが拍車をかけることはないし、よしんばかけるとしても「軽度」

にとどまり、しかも、「新型うつ」の政治経済的含意も考慮するなら、その善悪の評価は実は簡単ではないだろう。ケース・バイ・ケースとしか言いようがないし、その程度のことにとどまると言ってもよいだろう。この点で、私の見通しは間違えているかもしれないが、間違いを恐れずに、フーコー『異常者たち』の用語を援用して、もう一つ見通しを記しておくなら、現在の人格障害のスペクトラム化の動向は、矯正不可能な者を矯正可能であるとしたり、あるいは逆に、矯正可能な者を矯正不可能であるとしたりする昔ながらのゲームの一部である。同様に、「矯正」を「学習」「発達」「統治」に置換し、また、それらの用語に「自己学習」「自己統治」などと「自己」を冠して言うこともできるが、現在の動向は、(自己)－矯正／学習／発達／統治の可能性と不可能性の昔ながらのゲームの一部である。一部にとどまらざるをえないし、一部にすぎないのである。そして、常にそうであったように、その類のゲームの外から、あるいはその裏をかいて、「正気に見えるが狂気を隠し持っている」人間は、どこからともなく湧き出てくるはずである。

第6章　自閉症のリトルネロへ向けて

one two three, one two three drink: Sia, *Chandelier*

1　精神病圏の範囲

『ニュクス』創刊号は、「現代ラカン派の理論展開」の特集を組んでいる。そこでは、精神病は「軽症化」してきたとの通念が前提とされている。精神病は「希薄化」「凡庸化」「多様化」「大衆化」したとも書かれている。近年の精神病は、かつての「並外れた性質」を失い、「なかなか退行しない」し、「精神生活の荒廃」や「人格崩壊」にまで到ることもなくなってきたとも書かれている。では、その歴史的な理由や原因はいかに了解されているのであろうか。ある書き手は、「一九六八年のいわゆる五月革命がそのメルクマールとして引き合いに出される社会構造の急激な大衆化が、それに続く一九七〇年代の人々の精神症状に変化を及ぼし始め」ることによって、精神病が「軽症化」し「大衆化」してきたと書き付けている。しかし、どうして、その程度の書き方で済ませられるのだろうか。この特集を組んだ松本卓也は、次のように書いている。

ラカンは、彼の存命中には、自閉症とスキゾフレニーをほぼ同じ病理、あるいは類縁の病理としてみていた〔……〕。もちろん、今日の精神医学では、自閉症を幼児の統合失調症と考えることは時代遅れの考えであるし、さらには自閉症が精神病の下位分類に位置づけられることもほぼないと言ってよい。〔……〕自閉症とスキゾフレニーを完全に区別することに成功したのが、エリック・ローランの仕事である。彼は、一九八七年〔……〕自閉症を「排除」という視点（五〇年代のラカン理論）から捉えることをやめ、「享楽の回帰の特殊な様態」によって捉えることを提案している。[1]

いくつか周辺的なことを述べておくが、児童精神医学界の英国系の「正史」によるなら、自閉症とスキゾフレニーの分離が実証されたのは一九七一年である。[2] 一九六八年のＤＳＭ－Ⅱでは「分裂病、幼児タイプ」の項が立てられそこに幼児自閉症が含まれていたが、一九八〇年のＤＳＭ－Ⅲで、自閉症は精神病カテゴリーから外され、広汎性発達障害カテゴリーに繰り込まれている。とするなら、ラカン派こそが「時代遅れ」だったわけであるが、おそらく松本は、自閉症とスキゾフレニーの真に理論的な区分はラカン派こそが行えると思っているはずである。先の引用箇所を読むとすぐに気づかれるように、松本は、自閉症をスキゾフレニーと区別しながらも自閉症を精神病の下位分類に位置づけることを否定していないのであり、むしろ自閉症は、それをラカン派的に「普通精神病」と呼称するか否かにかかわらず、精神病圏に位置づくと思ってもいるはずである。このとき、特集執筆者たちが「軽症化」を殊更に強調したがるのはある種の防衛機制でもあることが見えてくる。[3] 仮にラカン派が、自閉症を精神病圏に位置づけるというなら（その通りであろうと私は思っている）、近年のスキゾフレニーと精神病の「軽症化」や自閉症のスペクトラム化を批判するという厄介な課題を引き受けなければならないはずであるのに、そこを避けているように見えてくるからである。しかも、レオ・カナーによる幼児自閉症概念の提唱以降、自閉症と分裂病の関係や自閉症と精神病の関係が一大争点となっていた二〇世紀半ばの歴史を「時代遅れ」の一言で片づけられるはずもないのに、そこを避けているように見えるからである。まして、その頃は、自閉症はスペクトラム化などされてはいなかったのである。スペクトラム化は、英国系の「正史」によるなら、一九七九年以降である。[4] もとより、論ずべきことは多い。児童精神医学史、精神衛生史、精神医療史などの歴史にかかわる論点だけではなく、各時期の諸理論にかかわる論点がある。ただし、これは断言しておくが、二〇世紀半ばから現在にいたるまで、用語の変化はあったとしても、少なくとも、いわば核心部分の理論的な論点はまったく変わっていない。「時代遅れ」も何もないと言うべきである。以下、その点を、レオ・カナーの諸論文と、日本での自閉症第一例報告を題材にして確認しておく。

2　幼児自閉症の発見（一九四三年）

レオ・カナーの主要論文を集めた『幼児自閉症の研究』[5] を読解するにあたり、マイケル・ラターによる「まえがき」の一節を見ておく。

今世紀〔二〇世紀〕の初頭、児童期における精神病の存在が徐々に知られるようになり、一九四〇年頃までの多くの研究者が、おとなの精神病患者の診断基準を子どもに流用する際、発達的な考慮を加味する必要のあることを認めていた。しかし「幼児自閉症」に関するカナーの記述以前は、このような方向での進歩はほとんどなかったといってよい。彼の論文は、最初から正常発達の時期なしに現われた、きわめて精神病的な障害に、はじめて明確な記述をした画期的なものであった。〔……〕幼児自閉症に関する最初の記述は、その症候群がどのように精神分裂病とは異なるかを強調した。この差異は何年もの間、他の著者たちによって受け入れられなかったが、最近は、自閉症と精神分裂病とは別の状態であるとのカナーの見方を強めている。(6)

ラターが指摘するように、二〇世紀初頭から、成人の精神病概念を子どもに「流用」するとき、「発達的な考慮を加味する必要」があると認められていた。同一の精神病であっても、成人のそれと子どものそれが異なるのは当然であると認められていたのである。二つが「別の状態」であることは、カナーがそれを初めて「記述」しようが、一九八〇年前後にラターがそれを分離しようが、一九八七年になってラカン派がそれを理論化しようが、二〇世紀初頭から当然のことであった。問題の核心は、「発達的な考慮」の内容であったし、現在もそうであり続けている。ところで、仮に同一の精神病が成人の状態と子どもの状態で異なり、かつ、当の状態の子どもが「自然」に発達するなら、その子どもは成人らしい別の状態で発病・発症し、その精神病は「自然誌」的過程を辿ることになる。「自然」に任せるならそうなるはずである。ところが、注意してほしいが、その仮説は決して十分には実証されえない。発達過程が自然過程であるはずがないからである。発達過程は社会的・環境的な要因に影響され、早期発見・早期治療にも影響されるからである。そこで、仮に当の状態の十分な数の子どもたちをフォローアップしてその「予後」を調査したとしても、また、結果として当の子どもたちの大半が成人しても当の精神病を発病・発症しなかったとしても、そのことはこの論点に関して何も完全には実証も反証もしないと言うことができてしまう。同一の精神病の子どもの状態は治る傾向にあると言えるからであり、別の精神病理に到ったとしても、そうした子どもは二重三重に「非定型」[7]な発達過程を辿ったと言えてしまうからである。しかも、そもそも精神病概念は、そこにいかなる理論的な理屈が注ぎ込まれようが、経験的で現象的な概念である。精神病概念は症候群概念でしかありえない（と私は思っている）。とするなら、症状・症候を基本と周辺に分けようがどうしようが、同一の精神病が子どもと成人では別の状態で発症すると常に言えてしまうことに注意されるべきである。二〇世紀初頭以来、このように錯綜する事情には、何の進歩も変化もないのである。まともな精神医学者たちは、以上の程度のことは当初から弁えていた。もちろんカナーも弁えていた。だからこそ、カナー以降、幼児自閉症と成人精神病の異同と関係が前者の「記述」を基準軸としてあらためて問われ続けたのである。そして、成人の精神病概念を「流用」する方式をめぐる議論と実践を通して、「児童」精神医学はその地歩を確立してきた。ここから見返すなら、カナーの記述が「画期的」なのは、「最初から正常発達の時期なしに現われた」かのように記述したところにあると解するべきである。「最初」が、精神病への「発達」の起源として精神医学的に問題化されたということが画期的なのである。それは、同時期に、メラニー・クラインが精神病的な「最初」を幼児期に指定してやることによって「児童」精神分析を確立していったのと同じ意味で画期的なのである。なお、この「最初」は胎生期であるか乳児期であるか幼児期であるかとか、器質的であるか生来的・系統的であるか遺伝的であるかといったことは、「児童」の精神分析と精神医学を成立させる上では副次的な論点にすぎない。というより、そうした副次的な論点をも学的・理論的に探求されるべきものとして成立させたからこそ、カナーやクラインの仕事は画期的とされてきたのである。ところが、これは、ラターによる為にする誤認であり、どうしたわけか二〇世紀を通じて繰り返される誤認であるのだが、カナーは

「幼児自閉症」の「症候群」が「精神分裂病とは異なる」と「強調」したのではない。この点は、英国（ラター）と米国（カナー）における周知の分裂病概念の外延の違いにも関わり、簡単に論じ難いところであるが、カナーによる強調点がそこにないことだけは確かである。そして、これも誤認されたり誤魔化されたりすることが多いのだが、仮に幼児自閉症と成人分裂病が異なるとしても、精神病の分類方式がどうであろうが、決して幼児自閉症と成人精神病が異なるということにはならない。ラターにしてもひと言もそんなことは書いていない。要するに、カナー以降、幼児自閉症と精神病との異同と関係も問われ始めたし、現在でも潜在的に問われ続けているのであって、その構図にまったく変更は起こってはいないのである。ここから見返すなら、分裂病の「軽症化」は、それが何のおかげか（何のせいか）は別として、ある時期から、強烈な「妄想」が減少し、荒廃した「最終状態」が減少したことをもって主張されてきたわけであるが、そもそも早くから、幼児自閉症の議論においては、幼児に妄想があるかどうかを定めるのは原理的に困難であることは承認されるとともに、幼児期のうちに「最終状態」に到る場合は確実に器質的な原因によっていると合意されることを通して、幼児自閉症はいわば「軽症化」された分裂病と見なされていたと解することもできる。と同時に、幼児自閉症を分裂病の状態の一つとして承認するなら、分裂病の症候群の組み直しが必至となることは半ば自覚されていたのであり、だからこそカナーの仕事は精神医学本体に対して衝撃力を持ったのである。ここまで来て、自閉症のスペクトラム化が何を行ったことになるのかということが多少なりとも見えてくる。あらかじめ強調しておかなければならないが、広範囲にスペクトラム化された自閉症のすべてが精神病圏内にあるはずがない。広汎なる非定型発達障害のすべてが精神病圏内にあるはずもない。それを「仮性」と称しようが、広範囲な自閉症と広汎な発達障害の大半は、精神病圏の外にあると言うべきである（と私は思っている）。いわゆるカナー型の幼児自閉症にしても、カナー自身が強調していたように、現在のスペクトラムのごくごく一部でしかない。精神病圏への門は狭いのである。精神医学や精神分析の専門家の一部には、自閉症のスペクトラム化に合せて、精神病概念をもスペクトラム化したがる傾向も見受けられるが、だからといって、二〇世紀初頭から問われ続け現在も潜在的に問われている、狭義の自閉症と狭義の精神病の異同と関係という問題は消え去ってしまったはずはなかろう。本章の関心は、狂気としての精神病のその行方にある。それに関わる限りで、カナーの議論をいくつか拾っておこう。カナーは、「情動的交流の自閉的障害」（一九四三年）でこう書いている。

極端な自閉性、強迫性、常同性、そして反響言語の組み合わせは、全体像として精神分裂病の基本症状と何らかの関係をもつ。子どもたちの数人は、事実、何度か精神分裂病と診断されてきた。しかしきわめて類似しているにもかかわらず、すでに知られている児童分裂病の例とは多くの点で異なる。(8)

ここにおいて「すでに知られている」分裂病症例とは、ド・サンクティスの最早発性痴呆（dementia praecocissima）とヘーラーの幼児痴呆症（dementia infantilis）のことである。カナーによるなら、これらの症例では、発病・発症に先立って「平均的な発達が少なくとも二年は先行している」が、その後で急激に痴呆へ、分裂病的な最終状態へと到っている。これに対して、カナーが診ている一一人の子どもたちは、「すべて人生のまさにはじまりから」症状を呈しており、しかも最終状態に到ってはいない。このことは何を含意しているか。二年程度定型的に発達して急速に最終状態に到る病型は成人分裂病とは別の疾病とされるべきであり、それに比べるなら、カナーの症例こそが成人分裂病との関係を吟味されるに値するものであるということなのである。ところで、カナーは、「精神薄弱」として処遇された子どもを除けば、ほとんどの子どもは、最初から症状を呈してはいても、「程度の違いはあるが、孤独から脱出し」、「数人の人間を受け入れ」、「集団の外周で遊ぶ」ようにもなると指摘している。つまり、カナーの視界からするなら、その子どもたちは、驚くべきことに、分裂病圏の内で「発達」していくのである。精確には、こうだ。

精神分裂病的な人が、彼がその一部分であり、また接触してきた世界から踏み出すことによって自分の問題を解決しようとするのに対して、われわれの子どもたちは、初めから完全な局外者であった世界に、用心深く触手をのばしながら、しだいに歩みよってゆくのである。(9)

「精神分裂病的な人」、言いかえるなら、精神病圏内の人は、それまで生きて暮してきた世界（「言語」や「社会」や「人間」と読みかえてよい）から「用心深く」「しだいに」脱することによっておのれの問題に対して解を与える。その脱出の速度が過ぎると、痴呆・荒廃という最終状態に早く陥ってしまう。これに対し、カナーの子どもたちは、最初から世界（言語・社会・人間）の外に生れ落ちてそこで生き延びようとする。だから、当然にも、最初に出会う人間たち（その多くは「母」と呼ばれている）を拒絶するのだが、おのれの問題に一つの解を与えるべく、「用心深く」「しだいに」世界へと歩みよっていく。このように世界から歩み出ようとする道と世界へと歩み入ろうとする道が交差する境界領域、まさにそこで発生する症状が精神病であるとカナーは示唆しているのである。一九四九年の「早期幼児自閉症における疾病学と精神力動に関する諸問題」では、こう書かれている。

他人からの極端な孤立、それは早期幼児自閉症の第一の特徴であるが、分裂病的な引きこもりと非常に似ており、これら両者の状態の関係は真剣な検討に価する。私は当初の観察からこれが最近の児童期精神分裂病の概念や、その臨床経験とは明らかに違うという印象をもっている。〔……〕初期の状態像からみて、早期幼児自閉症は、すでに知られている精神病理学的類型と全くちがった症候群を示すというべきか、あるいは、その症候群の本質的特徴は、それと似た状態像を呈するいわゆる精神分裂病の本質的特徴と互いに関連づけるべきであろうか、という問題が生ずる。[10]

そして、カナーは、「早期幼児自閉症は、児童精神分裂病の症状の最も早い出現とみてよいかもしれない」として、「児童精神分裂病は、ここ二〇年来ずっと考えられているほどまれなものではない」と結論している。一九五四年の「早期幼児自閉症における素因」では、早期自閉症は「特に考慮に値する一連の特徴を呈する精神病的な疾患」であることが確認されている。[11] この点は、一九五五年の「自閉的な子どもたちの追跡調査記録」でも変わっていない。

要約すると、平均年齢が一四歳である四二人の自閉的な子どもたちの生活歴は、精神分裂症という広いカテゴリーに入るものと考えてよいはっきりした症候群をもっていることを示す。おとなになってもその状態の一次的な特徴はあるが、初期の二次的徴候、たとえば反響言語と人称倒錯等いくつかのものは失っていた。いかなるときも、妄想や幻覚は確認できなかった。追跡調査から、就学前における言語機能の有無が、自閉的過程の軽重を判断する標識として役立ちうるという結論に達した。一九人のことばのない子どものうちひとりを除くすべては、完全な孤立の状態に留まっていたし、一見目立った精神薄弱の人々とほとんど区別できない。適用した精神医学的処置のいずれも顕著な効果がなかった。二三人のことばのある子どものうち、少なくとも一三人は自閉の殻をやや脱け出し、家や学校で、多少とも分裂病質的な態度で働けるようになっていた。しかしながら一〇人は、現在、明らかに精神病的である。[12]

四二人すべてが、分裂病の「一次的な特徴」を保持し続けている。妄想や幻覚という「並外れた性質」は示さないが、あたかも「軽症化」「希薄化」「凡庸化」したかのような特徴を保持し続けている。世界の内外の境界領域で停留しているのだと言ってもよい。ただし、一八人は精神薄弱と鑑別不可能な状態にある。[13] 脱施設化以降、その精神も知能もそれなりに開花させる層であると言ってもよい。一三人は分裂病質的な態度で働いている。人格的にはスキゾイドとしてそれなりに社会適応する層であると言ってよい。一〇人は精神病的である。分裂病以外の精神病の諸症状を呈する層であるが、それもまた「軽症化」「希薄化」「凡庸化」していると言ってもよいだろう。たしかに、これら四二人は、分裂病の特定の診断基準からするなら分裂病とはされないはずであるが、そのようにして自閉症と分裂病を分離してみせたところで、社会的には短期的な効果はあるだろうが、理論的にも概念的にも大した意味はないのである。ところで、カナーは、一九六五年の「幼児自閉症と精神分裂病」では、そもそも分裂病なる疾患単位の存在は疑わしいとする立場を表明していく。ここには米国精神医学界が分裂病診断を乱発してきたことに対する批判もこめられているが、[14] それでもカナーはこう書いている。

精神分裂病という一つの疾患単位は存在しないということは現在一般に認められており、それと同様に児童精神分裂病というようなユニットも存在しない。／しかしながらしばらくの間は、この名称を捨て去ることはできない。それは「メンバーが共通の特質をもち、そして共通の名まえでよばれる種あるいは群に属している」という意味においてのみ「特殊」なのである。結局、現在なお精神薄弱ということばを用いているが、それが語義上便宜的なもので、病理学的、臨床的に異質の症状を含むものであることを十分に知っている。(15)

言うところの「便宜」の意味は明らかであろう。そこは別としても、分裂病とはたかだか分裂病「群」であり、自閉症がその一部であることは当初から自明とされていたのである。

3　日本における自閉症第一例報告（一九五二年）

日本では、一九五二年の第四九回日本精神神経学会において、鷲見たえ子が、カナーの自閉症について初めての症例報告を行っている。その抄録を全文引用しておく。

名大精神科児童部を訪れた子供で、言葉の或特殊なタイプを持ち、人との接触において、或障碍を持つ現在七歳二ヵ月の男子のケーススタディを行った結果、その例とレオ・カナーが一九四三年以来現在迄に約一〇〇例の或特殊な症候群を呈する infantile psychosis を観察し、それに early infantile autism と名づけて、報告しているものとの症候学的な類似について、まずケースにつき、さらにカナーの強調している環境条件の特殊性の類似につきのべるが、果してこのケースが同一の物であるか否かは未だ断定できないが、その現われた症状が幼児の精神分裂病の早期の症状ではないか、と現在論議されている early infantile autism のそれに類似しているということは、はなはだ興味ある問題を提起しているものと思われるのでここに報告する。(16)

読まれるように、カナー型の早期幼児自閉症は精神病圏にあることは前提とされており、その上で、それが分裂病の早期の症状にあたるかどうかの議論がなされていたことがわかる。報告抄録の後に「追加」として印刷されている質疑の記録から推すなら、鷲見は、本報告では、この症例は早期の自閉症であるが早期の分裂病ではないと鑑別して口頭報告したようであり、その点に質疑が集中している。

早期幼年性自閉症と小児精神分裂病とを明確に鑑別できるかどうかは予後によってきまると思うが、末期の人格崩壊がくるのかどうかを明確に述べていただきたい。幼児の様にプリミティフな精神現象を単に現象面からのみ論じたのでは、見解の相違により種々の解釈があるであろうが、そんなことをいくら議論しても本質に迫り得ないと思われるので、無意味と考える。(金沢大学精神科・佐竹隆三)

この Case が dementia infantilis 或いは demens praecocissima とは別であるという御意見だが、幼児とい

うamorphousな心性を具えたindividualにおいては、現象的にそれがorganicかpsychogenousかを分割することは至難であり、長い年月を通して経過による条件を加えなければ鑑別はほとんどできない。これをreactionとみるかProzess-Schizophrenieとみるかは、観察解釈する者の判断によるのであり、対象から与えられたものではない。知りえたところまでに止まることが知である。（東京医科歯科大学精神科・島崎敏樹）

分裂病との鑑別は予後からも考察する必要があると思うが、カンナー自身の例の予後はいかなるものであろうかをお教え願いたい。（東京大学精神科・内村祐之）

ここでは、三人とも、分裂病の本質はそれが小児のものであっても人格崩壊に到るところにあると理解しており、だからこそ対象児の予後を追わなければ鑑別は定まらないとしている。その観点から「現象面」に依存する鑑別を「無意味」と断じているが、そのような難詰は、「末期」まで待つことなく鑑別を繰り返している我が身に跳ね返るはずである。島崎敏樹は、症例が心因性反応であるのか分裂病への過程であるのか定まらぬとして「止まる」ことを推奨しているが、その停止提言をもってしては、幼児期に精神病圏の「現象」が出現することを無視できるはずもない。成人の精神病と分裂病が存在し、その発症年齢の下限は不確定であるとも諒解されているからには、それに先駆する幼児の「心性」の特有の症候群を見出すことが可能であるとしても何の不思議もないことになる。そのことは、精神衛生からの早期発見・早期治療の推進の掛け声によっても促進されるであろう。そして、自閉症は、鑑別が困難であり精神医学的な知の限界に関わるからこそ、学的な詮議の絶好の対象となっていく。[17]「追加」の続きによるなら、鷲見たえ子の指導教員にあたる村松常雄はこう応答している。

従来確定されている諸疾病のいずれとも確定できにくい特殊な症例として提示し、類似の経験を持たれる方があったら御教示をえたい。身体所見は今迄調べえた限りでは演者のいった様に手がかりは得られていない。今後検診と観察を続けたい考えである。（名古屋大学精神科・村松常雄）

児童精神医学を発展させなければならないというわけである。続く質疑では、鑑別の方法の一つとして精神病や分裂病に対する公式の治療が奏功するか否かが決め手になりうるのだから、この症例を小児分裂病と解するか否かにかかわらず、治療を験すべきであると質されていく。

発病後すでに三年も経過しているのにどうして電撃療法やインシュリンショック療法を施行しないのか。（金沢大学精神科・佐竹隆三）

治療は何をなさいましたか。ショック療法はお考えにならなかったのですか。ショック療法の導入以来、その効果の有無は精神病の診断に逆に重要性をもつと思う。（櫻町病院・三浦岱榮）

以後、二人が代表する流れに沿って、この症例の子どもは、精神病や分裂病に対する標準的な治療と冒険的な治療を施されていくことになるが、それに触れる前に、鷲見たえ子による八年後の一九六〇年の論文を見ておく。[18]長くなるが、その「まえがき」から引用する。

個人的な事になるが、著者は昭和二七年第四九回日本精神神経学会において「レオ・カナーの所謂、早期幼年性自閉症の症例」と題し、当時七歳二ヵ月の男児の症例報告を行なった。当時著者は毎日多数の問題児童に接していたが、その中から問題児に関する当時の著者の知識に基く、何れのカテゴリーの中にも入り難い一児童に接し、その診断に苦しんでいた。丁度同じ時期に、偶然その症例とは全く関連なしに、恩師村松教授よりLeo Kannerの、Early infantile autismに関する論文のコピーを数篇頂戴し、この問題に関する検討を行なう様にとの指示を頂いた。その結果が著者が診断に迷っていた症例の上記表題に基く学会報告となった次第である。しかしその論文の結論は、その症例を、Early infantile autismとして確定した診断を下す事には未だ余地を残すものであった。今になって考えてみると、その理由は、当時著者自身が未だ同様な診断を下し得べき症例を外に経験していなかった事にも依ると考える。（因に、その症例は本稿に於いて症例Cとして報告する）／爾後著者は、この様な幼児期より精神病様異常を呈する問題に注意を払って来たが、この間には三年間の米国留学の機会を得、その間にKannerのEarly infantile autism、或は幼児期に発病した精神分裂病と診断づけられたアメリカの症例に多く接する機会に恵まれた。また、そのうちの三症例には最短一年、最長二年半の期間に亘り精神療法を施行する経験を持った。帰国後、幾らかは成長した目で再び日本の症例に接しながら、米国において言われている幼児期に発病した小児精神分裂病の症状と、我が国におけるそれらとは何ら相違がないという印象を強く持った。

この症例C（年齢一六歳）については、論文中の「表」において、次のようにまとめられている。

「推定発病年齢：二歳～二歳六ヵ月」、「初期異常：言語崩壊、支離滅裂言語、独語、精神運動性不安、

自傷行為（頭を叩く）」。幼児期については、「対人関係：殆んど無関心、父母と他人を区別しない」、「言語：会話言葉は全くない、支離滅裂言語、独語、反響言語」、「行動：一人遊びのみ（特定の玩具との）、精神運動不安、危険を知らない、癖（物の匂いをかぐ、扉の半開きが嫌い、就寝儀礼、几帳面）、人の動作の真似をする」。児童期及びその後については、「学習能力：読書その他の学習能力は皆無、運動機能はやや劣る、記憶力は特定のものについて優秀」。鷲見は、症例Cを含む六症例について、「幼児期において発病した精神分裂病であると考える以外には、他の既成概念としての諸精神疾患の何れにも属せしめる事ができないと考える」と結論する。その理路の要点は、やはり「基礎症状」なる概念である。鷲見によるなら、分裂病の基礎症状は、「量的には一般的精神機能の低下、その内容の貧困化、および交流 communication の障害であり、質的には第一次的異常体験、および自閉性等の特徴的内的態度」である。このうち異常体験については、発病が幼少時期であるため確かめようがないがそれに類する体験があったと推測してもよいとする。肝腎の基礎症状については、ブロイラーは「自閉性と連合過程障害」をあげ、ミンコフスキーは「現実との生ける接触の喪失」をあげたが、前者については六症例すべてに確認され、後者については「幼児が自己の体験を成人の言葉でもって述べないので確実な証拠を得る事が困難である」ことを確認する。それだけでなく、そもそも「正常幼児が持つ現実の概念が成人のそれとは発達段階的に異なるために成人を基礎として考えることは出来ない」とも指摘する。幼児にとっての現実、幼児にとっての現実との接触、幼児にとっての現実接触の喪失は、成人のわれわれにはそもそも理解できていないことであるというわけである。それでも鷲見は、マーラーの共生精神病概念を援用しながら、[19] それら幼児には「外界事物」に対する認識態度に歪みがあると推定させるのであるから、幼児における「現実との生ける接触の喪失」が起こっていると推定することができるとする。

以上のべた如き理由に基き六症例が示した主症状は、精神分裂病において認められる基礎症状と殆んど一致し、また器質的疾患を認める何ものも証明し得ない点から、精神分裂病の幼少時期における出現と考える事が妥当であると思われる。／また何故〔ママ〕幼児期において発病したものにはその経過においても言語発育障害、反復的、終着的および強迫的傾向等が特徴的である。それについては次に述べる如き解釈が可能なのではないかと考える。すなわち幼少時期に発病したものは、幼少児として崩壊した人格を持ち、その後そのゆがんだ状態を持ち乍らもなお年齢に伴って発育してゆくものと考えられる。従って思春期、成人期に及んでも幼少時期における特徴を残留した型で具えているものと考えてよいのではなかろうか。

理路はある意味で一貫している。カナーと同じ理路を辿っているのである。それでも、にもかかわらず、どうして分裂病に「属せしめる」と決せられたのかと問うなら、さまざまな論点をすべて捨象してよければ、自閉症を精神病圏に繰り込むときに分裂病以外に適当なカテゴリーが形成されていなかったからであると言ってみることはできよう。このとき、精神医学の枠内で可能な道は二つしかないことが見えてくる。分裂病の別の状態であるはずの幼児自閉症を厳しく限定して捉えるか、あるいは、幼児自閉症の広範な予後を覆うほどに広義の精神病圏のカテゴリーを設えるかである。しかし、第一症例の子どもの症状が、分裂病的と鑑別されたことは、やはり悲劇的であった。時代のせいであるとしておくが、悲劇的になってしまった。二〇〇九年、中沢（旧姓鷲見）たえ子は、ある座談会で、その子ども（Kちゃん）について、こう回顧している。[20]

若林愼一郎「中沢先生、その後、先生がKちゃんに会いに愛知のコロニーへ行かれたのはいつ頃ですか。[21]」

中沢たえ子「もう一〇年前か……。Kちゃんは五〇歳過ぎていましたからね。その数年前に悪性症候群を起こしてめちゃくちゃになっていました。」

若林「そうですね。数年前に悪性症候群をやって、それからガタガタッと状態がひどくなったと言っていましたですね。」

中沢「今は落ち着いてきているそうですね。」

若林「一時はもうパニックがすごかったですが、自傷行為はまだあるらしいということです。」

中沢「自傷、混乱、人間拒否はひどかったですね。すごかったですね。三〇歳前後にはもっと落ち着いて刺繍なども出来、その当時訪れたわたくしの姿をチラチラ見たりもしたのですが、今回は崩壊そのもので、悲しかったです。」

〔……〕

中沢「若林先生が第一症例とおっしゃいましたKちゃんのケースですけれども、実は私は内心忸怩たるものがあります。Kちゃんは言ってみれば自閉症の模範モデルであった。この前、金子さんと話したのですけれども、私は「Kちゃんはかわいそうだった。学会に報告すべきじゃなかった」と言ったら、「そんなことないわよ。あの子は本当に大切にされたんだから」と金子さんが私を慰めてくれましたけれども、でもKちゃんは自閉症理論の一番先端を次々と、言ってみればみんなに要望され、試されたのかもしれない。お母様はいい方で熱心ではいらしたけれども……と思います。／最後に私が彼に会いに施設にうかがったときには悪性症候群を起こした一、二年後でした。「ああ。抗精神病薬に漬けられてしまったんだな」、やはり時代の薬物療法の先端をきってしまったなという思いで、いまだに私はKちゃんに対しては申し訳ないという気持ちがあります。／最後に、これからの学会のことに関してですけれども、私は若いのにそして大して経験もしていないのに、ちょっと名が知れてしまい、このままいくと何もわからないまま大家にされてしまってたいへんなことになると思いました。家庭のことや、加えて余りにも皆さんにいろいろ押され、期待され、負担が重くなる一方でした。このままで行けば死んでしまうという危機感から、表に出ることをやめて、現在までひそやかに子どもを見続けてきましたが、臨床をやめたことはありませんでした。現在私が一番心配することは薬の使いすぎです。」[22]

鷲見たえ子は、おそらく一九六二年からの米国留学での障害児保育研究を契機として、児童精神医学の「表に出ることをやめて」、一九七一年からクリニックを開業して「ひそやかに子どもを見続けて」きたのであろう。その人生経路は、一九六九年の精神医学系の学会改革運動を契機に大学や大病院を去って個人開業医を選択していった精神科医たちの先駆をなしている。[23] そのようにして「臨床」もいわばスペクトラム化していき、精神病圏の「軽症化」と自閉症のスペクトラム化と相俟って、表面的にはかつての問題は見えにくくなってきたわけであるが、しかし、今度は「ラカン派」の名を借りて再び浮上してきたのである。以上、本章は、レオ・カナーの仕事と鷲見たえ子の仕事の一面を題材として、自閉症の概念史と医療史のごく一部に触れただけであるが、自閉症のリトルネロの出だし程度は聞きとれるものと思う。

IV

第7章　自殺と狂気――リベラリズムとモラリズムにおける

1　「体感不幸」「体感治安」

人口一〇万人あたりの年間自殺者数は、ＷＨＯの国別の集計によると、日本国は中位と上位の間あたりに位置しているようである。ただし、国別の集計にはいわば恣意的なところがあって、デュルケム『自殺論』は、当時のドイツ全体の集計値ではなくドイツ帝国を構成する領邦単位の集計に依拠していたことを想起しておきたい。他方、国別の集計に代えて、国内における別の集計単位をとると、例えば、高齢者の年間自殺者数は相当に大きくなる。イラク特措法によって派遣された自衛官のそれはさらに大きくなる。ただし、高齢者にせよ軍人にせよ、国別に比較すると、年間自殺者数にはかなりの散らばりがあり、高齢者が若年者に比して、あるいは、軍人が民間人に比して必ず自殺者数が大きいというわけでもない。なお、これは都市伝説の類ではあるが、理工系学生のそれは大きく、哲学系学生のそれは（意外にも？）小さいと言われるように、集計単位のとり方によって状況の相貌はいかようにでも変じてくる。要するに、年間自殺者数が問題とすべきほど大きいか否かということについては、多分に社会的に構築されている面があるということではある。

その一方で、あらかじめ確認しておきたいのは、自殺は精神衛生問題・社会問題・労災問題として構築されその解決のためのさまざまな施策が打ち出されてきたが、集計数の変化でもって評価するなら、それらはまったく有効ではないということである。特定の企業・軍事部門・地方自治体を集計単位に設定し数年間の追跡調査を行なって成果をあげたとする個別的対策の報告は国内外に散見するが、それこそ全体的に見るなら、その成果を検出できるような施策は（いまだに?）行なわれてはいない。早くから自殺予防対策を始めたハーバード大学はそのカウンセリング機関を通して特定の学生を直ちに大学外部の専門機関に送付することによって、(1) あるいはまた、いつのことからか企業・大学は構内の建物の屋上を閉鎖したり監視カメラを設置したりして自殺場所を敷地外へと変更させることによって局地的な対策はその成果をあげてきたとみることはできるが、全体として（いままでの?）自殺予防施策の有効性はきわめて疑わしいのである。

事情がこのようであるので、年間自殺者数の変化は、さまざまな自殺予防施策にもかかわらず、あるいは、それら自殺予防施策をも要因の一つに繰り込みながら、個人の意図や集団の意志を越えた形で変動する客観的で歴史的な現象であり、デュルケムの筆法を借りるなら自然現象のようなものであるということになる。もちろん、だからといって施策が停止されることはない。かえって盛んに企画されるだろう。そして再び同じ話になるということがデュルケムの時代以来繰り返されてきたことではある。

しかし、時代の空気は変わりつつある。自殺予防施策が全体として有効ではないことを十二分に承知しながら、自殺を予防するというそのことが道徳的に重要であるということをもって、すなわち、社会的にでも政治的にでも法律的にでもなくまさに道徳的に重要であるということをもって、裏から言うなら、自殺そのものが道徳的に間違えているということをもって、社会的・政治的・法律的施策を企画し執行しなければならないと信じられているかのようなのである。この変化は、犯罪発生率をめぐる動向と並行的である。よく指摘されるように、近年の刑事事件の発生率、少なくとも重大事件の発生率はさして高まっていないし、一時的であるかもしれぬにせよ低くなってもいる。ところが、これもよく指摘されるように、「体感治安」は悪化している。私的なレベルでは、身の回りの危険度は増しているとの感覚が広まっている。古典精神分析の筆法をもってするなら、ファミリーや親密圏に対する過保護の度合いが増すにつれその反動形成と投射を通して見知らぬものに対する「体感」不安・敵意が神経症的に増しているわけであるが、そんな分析などどこ吹く風とばかりに、厳罰化の要求が、ここは重要な点だが、それだけではなく矯正や監察の要求も高まっている。そして、これと並行して為政者・統治者の「体感治安」も悪化しているようであり、特段の有効性を期待できないことは重々承知しながら、各種の法令や条例を制定し続けている。こんな動向について、大屋雄裕はこう書いている。

統計的な幸福とこの私のあいだには常に一定の乖離があり、そして我々のリベラル・デモクラシーが個々人の自由な幸福の追求を保障するものであるならば、我々が重視すべきなのはむしろ個々人にとっての体感幸福であり、体感治安ではないかと思われる。(2)

大屋の筆法をもってすれば、われわれが重視すべきは、自殺者数をめぐる体感不幸である。そして、国家が不幸の回避の追求を保障するものであるなら、重視すべきは体感治安ないし体感平安である。とすると、体感不幸を減らし体感平安を増やすための施策は、その有効性の有無にかかわらず、それが内蔵する道徳性の如何にかかわらず、いやむしろ国民の道徳(感情)があるからにはなおさらのこと、それとして推奨されるということになる。しかし、それはリベラリズムだろうか。デモクラシーだろうか。そんなに簡単に妥協してよいものだろうか。そこはともかく、かくも時代の空気は変わってきたわけである。

2 「自傷のおそれ」——リベラリズムが「躓く」場所

「自傷他害」に関する刑法の領分をいかに定めるかという論点をめぐって主要な思潮をなしてきたのはリベラリズムである。その代表者の一人として、ジョエル・ファインバーグの議論を振り返っておく。

ファインバーグは、刑法の原理原則を通例のごとく、こうまとめている。「危害（harm）原理と不快（offence）原理が、そしてそれだけが、刑法という手段による国家の強制（coercion）にとって、重要で好ましい理由を告げるのである」[3]。すなわち、国家が刑法を介して私人の自由を奪ったり私人に強権を行使したりしてよいのは、誰かが誰かに対して現に危害・不快を加えた場合、あるいはまた、危害・不快を加える明白で急迫したおそれのある場合だけであるというわけである。では、自殺／自殺未遂の場合、危害なる語を用いて言いかえるなら、誰かがおのれに危害を加えた場合／危害を加える明白で急迫したおそれのある場合は、どうであるのか。前者に関しては、ファインバーグに限らず、およそ近代人は、仮に自殺が何らかの危害・悪行であったとしても、それに対して何らかの刑罰を加えることは根本的に意義がないと考えてきた。仮に自殺が生命（の尊厳）を侵害する罪であるとしても、それは加害者も被害者もいなくなった犯罪であって、刑罰を加えようがない。よしんば宗教的制裁に倣って葬礼を禁ずるとか記念碑に名を刻まないとか象徴的な刑罰を加えたところで世俗化した近代にあっては何の抑止効果も期待できない。これが近代的コンセンサスであるが、ここで注意しておくべきは、リベラリズムにおいて、自殺が危害・悪行であるか否かの判断については曖昧なまま留保されてきたということである。そこが自殺未遂に関して露骨な形であらわれてくる。実際、ファインバーグは、半ば無自覚に領分を越え出て、ある重大な区分を持ちこむことによって自殺未遂に対して国家が介入することを容認していく。あるいはむしろ、その理路をどう呼ぼうが（リーガル・モラリズム、パレンス・パトリエ、等々）自殺未遂に対する介入を積極的に追認していく。

ジョン・スチュアート・ミルの態度を基本とする人なら誰でも、こう議論を進めるだろう。ある人が自分自身の生命を終わらせたいと望み、そのことで他の誰の利益も直接には悪化しないとするなら、その人にはそうする権限があるし、法が介入してはならない。結局のところ、それはその人自身の生命であり他の誰の生命でもないし、その人の選択だけがその運命を決定すべきである。しかし、もし、通常は平穏な知人が、強い薬物をずっと使用してきたために突然に逆上して肉切り包丁を掴み上げ、明らかに自分の喉を切ろうとしているのをわれわれが見ることになるなら、そのとき、われわれには介入して妨げる権利があるだろう。そのようにして妨げるとき、われわれはその人の本当の（real）自己に介入しているのでもその人の本当の意志を妨害しているのでもない。それはわれわれが為してはならないことだ。しかし、薬物で惑わされたその人の自己は、その「本当の自己」ではないし、逆上の中でのその人の欲望は、その「本当の選択」ではないのであるから、われわれわれは、その人の自律的な自己に対する脅威に対抗してその人を防御してもかまわないのである。〔……〕誰かが別の誰かにその意に反して危害を加えたり悪行を為したりすることに介入しそれを妨げることはリベラリズムに反しないのと同様に、以上の根拠に基づく介入もリベラリズムに反しないのである。(4)

この論法には多くの混乱が含まれているが、(5) いまはファインバーグがそこから引き出す結論だけをたどっておこう。ファインバーグは、自殺防止の私的実行を他者の自由権侵害として罰することはしないという意味で、「何らかの私的介入」を合法化するべきだとする。ところが、ファインバーグは、いつの間にか、一時的錯乱を狂気全般に拡大適用し、「明白に狂った（demented）自殺未遂を妨害することは犯罪にすべきではない」と要求し、「私的介入」以上の「何らかの公的介入」を要請していく。そのお馴染みの理路は、こうなっている。本当の自己と本当ではない自己の違いを延々と述べた果てに、すなわち、後者を「狂った自己」として徹底して非合理化し病理化した果てに、ソフト・パターナリズムなるものを持ち出すのである。

例えば、自殺や自傷によって引き起こされる重大で取り返しのつかない自己－危害に関して、フラストレーションの溜まった人の選択において自発性がどれほどのものかを探求するための国家機関を強化することや、そうした人たちにカウンセリングやセラピーを提供することや、ある場合には、慎重に限定された期間だけ非刑罰的な監禁へ強制しながらカウンセリングやセラピーを提供することは、ソフト・パターナリズムに適っていることである。(6)

一時的な錯乱のお話から狂気全般のお話への移行についての評価はすべて措くが、リベラリストであるファインバーグにとって、いわば最初から決まっている結論とは、狂える自殺未遂者は強制的に監禁して治療しても法的には構わないということでしかない。そして、それに準じて、狂わない状態での自殺未遂や一時的な錯乱による自殺未遂への組織的な介入が追認されていく。そのあげくの果てには、誰かの自殺未遂を止めようとする個人の徳もが、まるで刑法が沈黙する領域で司法・精神医学から派生するかのような行為として捉えられていく。要するに、リベラリズムとは、そこに必ずやソフト・パターナリズムに類するものを装塡する点において、強制を旨とする精神医学の法哲学版・政治哲学版にすぎないのである。(7) ところが、時代は変わった。私の見るところ、リベラリズムと精神医学の蜜月時代も終わった。その点を論ずる前に、真の意味で逞しいリベラリストであるトーマス・サズに挨拶を送っておこう。

3 「自殺の自由」

サズの主張は明快である。それは複数の著作と論文で何度か繰り返されているので、最も新しい著作から当該箇所を引用しておく。

自分自身の生命を取り去る人にとって、見たところでは、自殺は一つの解ではあろう。にもかかわらず、われわれは、自殺は一個の問題であると、とりわけ精神保健上ないしは精神医学上の問題であると考えるし、そう考えるように押しやられる。これは新奇な観念であり、きわめて奇怪な観念である。「自殺予防」なる観念は、なおいっそう奇怪である。／自殺は合法的だが、失敗した自殺はそうではない。それは精神保健の法の侵犯であって、「入院」や「治療」と呼ばれる強制によって罰せられる。／自殺は合法的だが、介助自殺はそうではない。それは刑法の侵犯であり、その「介助」が医師によって差し出されて法によって明文的に認定されるのでなければ、刑法的に制裁を受ける。そして、法的に認定される場合、それは「医師－幇助－自殺」(PAS)と呼ばれながら医療措置と見なされるのである。〔……〕［自殺未遂は：引用者］「自己と他者への危険性」とカテゴライズされることで、「入院」や「治療」と呼ばれる自由剥奪と強制によって罰せられるのである。(8)

自殺未遂は刑法で罰せられるわけではない。そんなことはリベラリズムも求めていない。ところが、通例のリベラリズムは、自殺未遂が別の仕方で罰せられることを容認ないし黙認する。刑法と公衆衛生法のアマルガムである精神保健の法によって、その用語で言うなら、「自傷他害のおそれ」のある者の「措置入院」によって、よしんば短期間であれ、入院と治療を強制する。そのような自由剥奪と強制は精神医療の常数である。

第二次世界大戦後、自殺傾向のある人を医療的にコントロールすること――「自殺予防」と呼ばれる――は、精神医学の専門性の重要な一部となった。〔……〕医療的かつ政治的に正しい見解によるなら、自殺は公衆衛生(公衆健康)の問題なのである。まるで自己を殺すことが、糖尿病と同じく、人口一〇万人当たりの何人かを苦しめる疾病であるかのようなのである。〔……〕今日では、いわゆ

る自殺予防は準医療的専門職であり、一つのビッグ・ビジネスである。(9)

実際、精神医療・臨床心理・公衆衛生の専門家がおのれの職業を正当化して自己納得するための最大の根拠は、おのれの治療・療法・実践が自殺予防に役立つということに置かれ続けている。統計的には効果が怪しくとも、個人的には苦い失敗例があることを認めながらも、その確信に揺らぐところはない。個人のレベルでは、それはそれで構いはしない。ところが、その個人的な信念にとらわれるあまり、法制度的な自由剥奪と強制はまったく問題視しなくなっている。問題視できるということすら思いつけなくなっている。サズの表現を借りるなら、専門家は「援助」と「強制」を同じ意味で使用しており両者をまったく区別できなくなっている。例外的緊急状態においては、区別しなくてもよいし区別すべきではないとさえ思っている。こうして、リベラリズムが躓き転向するその場所で、道徳と法、個人の徳と制度の徳、等々は混同されていく。サズは、そこに腐臭を感じながら、こう書いている。

もし自殺が一つの問題であると見なされるというのなら、それは道徳的問題であり政治的問題である。あたかも自殺が医療的問題であるかのようにしてマネージメントするなら、それは医療を堕落させ法を腐敗させなければ成功しないだろう。われわれの周りの空気は反自殺キャンペーンでひどく汚れているが、それをもってしても、根底的には自殺が一つの解であるとの知をかき消すことはできない。(10)

ところでサズは、個人道徳問題としての自殺をめぐって苦慮する人が、自由に個人間契約を結んで各種の治療を受けること自体は承認している。また、その理由や結果がどうであれ、任意の治療を拒否して退出する自由を強く擁護している。というより、そのような場合にだけ、各種の治療を承認している。サズにとって、精神医療や心理療法は公的に制度化されるべきものではなく、私人間の関係として歴史貫通的な意味での市場においてだけ実行されるべきものなのである。このとき、精神科医などの専門家は、その専門性から公的・法的な権威や権力を剥奪されて、「自殺が一つの解であるとの知」をめぐって知恵を研ぎ澄ますことになろう。私の知る限り、このような主張を明言した専門家は日本には存在しないが、現代風に言うなら精神（科）医療「ユーザー」の吉田おさみが、それに近い主張を別の角度から打ち出していた。

要するに私の主張は治療者不必要論に通じていくものであって、かって鈴木国男がいった「治療者は自殺せよ」という議論と同質である。私は「自殺せよ」とまではよう言わないが、現実に治療行為をできるだけ見合わすことによって実質的に治療者がなくなったと同じ結果を期待したいのである。今の日本の社会に精神病院があり、治療者と称する者と患者とレッテルを貼られている者が存在するのは厳しい現実であり、私たちはこの精神病院を解体していく方向をもつべきであるが、しかしそれは今直ぐ実現するのはきわめて困難である。それで治療者の善意を信頼することによって実質的に精神病院の機能を無効化し、精神病院解体に近づけていこうというのが私の提起なのである。その場合、治療者の善意とは何かと問われれば、それはできるだけ治療しないということである。つまり、治療者はタダで給料をもらってもよいから何もしない、というのが対等関係に近づく

ための、そして実質的な精神病院解体への一つの途だというのである。(11)

この「対等関係」がどのようなものであるのかについて吉田は明示的には書いていないが、次の箇所からそれを推測してみることはできる。

木村敏氏は、反精神医学は反生命、つまり生存の否定に行きつくが故に採用できないと書かれていますが〔『異常の構造』(講談社現代新書、一九七三年)「あとがき」参照：引用者〕、ここでは人間の生のレベルについての考察が欠落しています。反精神医学、つまり狂気の肯定は、決して反‐生存(安全価値の否定)ではなく、せいぜい反‐生活(利益価値の否定)のレベルの問題です。しかも反‐生活といっても、それは生活そのものの否定でなく、市民社会生活の否定にすぎません。何故なら、ジルボーグによれば、狂人もまた社会の中で健常者と対等に生きられる時代があったからです。〔……〕治療とは安全価値にかゝわる問題であり、精神科〝治療〟とは信条価値‐利益価値の問題であって、本来の意味での治療ではなく、対策にすぎないということです。(12)

もちろん自殺は反生命・反生存である。「安全価値の否定」である。「本来の意味での治療」はそこにだけ関与する。場合によっては無料・無償の「対等関係」において、できるだけ何もしない形で何かを為すということである。それは、権威や助成を背にした救急医療や予防といったことではなく、端的に言うなら、専門性を標榜しない人間がその徳と責任において為したり為さなかったりすべきことである。サズはそんな関係は個人間契約の重合としての市場においてだけ実現すると考え、吉田は解体されるべき病院における無料診療という意味での自由診療にその影を見出そうとしていたと言えるだろう。いずれにせよ、サズと吉田の洞察とでも言うべきものは、今ではまったく通用しなくなっている。そんな時代の変化をどう評するべきであろうか。

4　モラルの執行（enforcement）

さて、サズにしても吉田にしても、個人的な道徳のレベルでは、自殺は悪いことであると、少なくとも善いことではないと判断していることは隠しようがない。いかなる意味で悪いのかということについては議論の余地はあるものの、それこそファインバーグのような人びとが絶えず想定してきた状況を眼前にしたと仮定されて、介入するかしないかと二択で詰問されたら、善きサマリア人よろしく、自殺を止めに入ると応ずるであろう。[13] もちろん、サズや吉田の主張のポイントは、だからといって自殺予防の法制度が正当化されることにはならないということであるが、今日ではそのような批評はどことなく的を射ぬいていないという印象を与えてしまう。時代の動向は、そんな批評など気にもかけない。気にもかけないで済ませられるような原理原則で動いている。考えておくべきところは、そこである。

素朴に捉えるなら、今日の自殺予防は、誰だって自殺をよくないと思っているのだから、みんなで自殺予防に努めようといった理屈で動いている。誰もが病気は嫌なのだから全員で予防に努めよう、各人が苦痛ある死に方は嫌なのだから全体でそれを無しにしてしまおうといった理屈と同じである。

このとき、旧来のリベラリズム的な制約はまったく効き目がない。何の歯止めも効かなくなっている。どうしてか。小さな事情をあげておくなら、この動向を切り開いたのが嫌煙・禁煙運動であったからである。喫煙は自分の健康に害を及ぼすだけではなく副流煙を介して他人にも害を及ぼすことであると広く深く信じられている。つまり、喫煙は、自己と他者に対して危害を及ぼし、自傷他害のおそれがあり、自己と他者に対して危険性があり、それ自体が悪行であることと見なされているが故に、まさにリベラリズム的処罰対象にうってつけのものになっている。だから、禁煙の強制的執行に対してリベラリズムは何の歯止めもかけられないどころかお墨付きを与えるばかりになる。それに対して歯止めをかけうるものとしては功利主義的な考量しかなくなっているが、がん対策は失敗し続けることをもって依然として追求され続けているように、禁煙執行も（いままで）有効性がないことをもってますますもって追求され続けるのであって、利害の比較考量は必ずや推進に傾いてどこにも歯止めはかからなくなっている。永続革命論の残骸、あるいは、果てしなき改良主義である。このようにして、対がん戦争や禁煙運動をもってリベラリズムは利用され命脈を絶たれ功利主義はその牙を抜かれたのだと言っておこう。そして、こんな動向を駆動する原理原則については、その呼び名は確定していないが、例えば「公衆衛生倫理」と呼ぶことができる[14]。ルボミラ・ラドイルスカの評価を引いておこう。

> しばしば、リベラル・アプローチが生命倫理に適合的であると言われているが、リベラリズムは個人の選択や患者の自律に焦点をあてるばかりであるため、公衆衛生倫理の複雑な事情に取り組むための概念的なツールを欠いてしまっている。例えば、公共善という概念は〔リベラル・アプローチの諸概念には〕還元不可能なのであり、それについてはリパブリカンやコミュニタリアンの方が、然る

べき戦略を提供できるのである。[15]

公衆衛生倫理に原理原則を与えうるのは、リベラリズムではなく共和主義や共同体主義であるというのである。例えば、美容整形に規制をかけるとき、その論拠は、美容整形のために（その「濫用」のため、ということではなく）市民一般が身体的・心理的・政治的に危害を被る可能性があるからということに尽きる。その際、当該市民が健康であるのか病気であるのか、富裕であるのか貧困であるのか、善悪理非の区別をできるか否かといった区分は非関与的である。そして他害と自傷の区別も非関与的である。この設定の下では、個人の自由や選択を政策の第一次的なものに据えてみせるリベラリズムはまったく無効になる。これに対し、誰だって美容整形を認めながらもその危害を防ぎたいし、国家にしても全員が健康で健全な生活を送るようにする責務と権限があるのだからということで、隅から隅まで道徳化された公共善・共通善を第一次的なものに据えてみせる共和主義や共同体主義が優位に立つことになる。

事態がこのようであるから、この全員のコンセンサスから外れるような者や、そこに疑念を差し挟もうとする者は、不健康なことを選択する不道徳な者と見なされることになる。そしてリベラリズムにしても、それを愚行権と称するばかりで、愚かで不道徳であるとの評価を追認するだけに終わる。そして平等主義や民主主義を掲げもするリベラリズムは、弱者や貧者の不平等を指摘することにおいて、ますますもって介入の範囲と深度を拡大させていく。[16] 健康は増進させるべきものであり、安全も安心も、そして体感幸福も体感治安も際限なく増進していくべきものになる。このように公衆衛生倫理的な動向は、一切の歯止めのないまま、さまざまな意匠で身を装いながら、風俗規制・風景規制・

環境規制などへと介入を広げ強めていく。それは権力ではなく権威であり、自由制限ではなく自由増進であり、単なる強制ではなく友愛に満ちた介入であるとしながら。

これは、明らかにモラルの押し付け、モラルの強制、モラルの執行である。不健康や不健全は悪いという単純な道徳的判断、自傷や自殺は無条件に悪いとする道徳的判断をもって、それを減らすことや無くすことを目標とする制度や施策であれば、有効であろうがなかろうが、それを普遍的に遂行して構わないし遂行すべきであるとするものである。それに対する疑念はほとんど無効化・無力化されている。実際、健康だけがすべてではないとか生存だけがすべてではないと言ってみたところで、そのように批判を放とうとする者自身が、それを口にした途端に自信を失っていくほどである。

法と道徳の関係についてのハートとデヴリンの論争を想起して言うなら[17]、いまや時代はデヴリンのものである。「法はどんな道徳であれ、それを執行すべきではないと言うことによって問いを回避してはならない。誰もが、若者のモラルを守るべきであることについては同意しているのだから」というわけである[18]。

自分自身への悪行に対して事前に同意を与えてはいけないし、事後にもそれを許してはいけないのは、それが社会に対する悪行だからである。社会が物理的に傷つけられるというのではない。そんなことは不可能であろう。誰か個人が衝撃を受けたり頽廃したり搾取されたりすることが必要なわけでもない。一切が私的に行なわれるかもしれないのだ。暴力的な人は共同体の他人に対する潜在的な危険になるという実際的な根拠によって説明することもできない。〔……〕安楽死ないし当人の依頼による殺害、自殺、自殺未遂、自殺契約、決闘、中絶、兄弟姉妹間での近親姦はすべて、私的に、他者への悪行なしに、他者の頽落や搾取を伴うことなく為されうる行為である。多くの人は、こうした事柄に関する法は多少の改革を要すると考えているが、これまで誰一人として、それらすべてを私的道徳の事項として刑法の外に置くべきであるとまでは主張しなかったのである。それらの事柄は道徳原理に関わる問題としてだけ刑法に入りこむのである。法によって罰せられることのない不道徳は相当にあるにしても、法によって容認される不道徳などひとつも無いということを銘記しなければならない[19]。

デヴリンは、私的に自分だけに危害を加えることに対する規制や制裁でも、刑法による道徳の執行の対象になりうるとするのである。例えば、デヴリンは、「毎晩、自宅で飲酒して酩酊する人」は自己自身に対して罪を犯しているのであって、そんな人物が「住民の過半」を占めるようになってしまえば「どんな社会になってしまうか」想像してみたまえと言う。そしてデヴリンは、「酩酊に対抗する立法を行なう権限を社会が有するには、どれほどの人数が酩酊するのかを理論的に決めることができない」からには、原理的には、何時でも社会は酩酊を規制する権限を有していると言うのである[20]。酩酊を喫煙に代え、喫煙を自殺に代えて読み直すなら、まさしく時代はデヴリンのものであると言わざるをえない[21]。

以上、時代の動向の粗筋を描いただけであるが、結語として二つのことだけ述べておきたい。一つは、自殺や自傷のおそれに（だけ）準拠しておのれを正当化する専門家の動向についてであるが、私はその動向は一面では肯定できると考えている。このあたりについては論ずべきことが多いが、近年の公衆衛生は表層的であるから肯定できなくもないのだと述べておきたい。その行方について予断は許されないが、精神医療でも公衆衛生でも、その実践は休息場所提供と薬物調整に縮減しており、実質的には脱医療化・脱専門性が進行していると言えなくもないからである。[22] もう一つは、自殺の自由についてであるが、それを肯定する声は常に小さな声にしかならないし、そこには深い理由があるとは思うのであるが、それでも自殺を解決の一つとして見ることのできない狭量なモラルには耐え難いものがあるとだけは言っておきたい。ただし、モラリズムがいかに蔓延しようと、自殺の自由はかき消されるようなことではないと思うので、これについてはさして論ずる気にはならない。いずれにせよ、時代の空気は変わり、過去の主流派の思潮は無効になったのである。自由を旨とする者は、新たな道へと踏み出さなければならない。

第8章　狂気を経験する勇気――木村敏の離人症論に寄せて

1　離人症の教え

もう二〇年ほど前のことになるが、丹生谷貴志は「離人症の光学」と題された文書で、離人症をめぐって、次のように叙述していた。

離人症は生きられるものとしての世界から弾き出され、薄い皮膜によって世界‐事件の外部に隔離されてある状態であるだろう。生きられるものとしての世界から隔離された者にとって自身及び世界は直接的な実感を伴わない空虚に閉ざされる。そしてしかし逆にその者にとって、生きられたもののとしての熱気を奪われた世界は、ちょうど冷やかに観戦されるボクシングの試合のように、謎のない透明さと、如何に複雑な絡み合いや迷いに満たされているように見えても、究極的には単純な解析可能の動態として見透かされる。離人症者は生きてある実感の喪失と引き換えに、奇妙な透視、空虚な神の透視の能力を付与される。(1)

丹生谷によるなら、離人症者は、世界内での生の実感の喪失と「引き換え」に、世界の真理を透視する能力を獲得する。あるいは、世界の冷徹な真理に生を捧げるのと「引き換え」に、世界から冷たく弾き出される。この認識を元手にして、丹生谷は、団塊の世代とその直後の世代との違いを強調していく。団塊の世代においては、「生きてある現実とそれを外的に透視することの矛盾という事態が或る種の生々しさとしてあった（「団塊の世代」とは教育学的に言えば吉本隆明氏の世代に教えられた世代である）」。これに対して、その直後の世代については、次のような自己診断が下されていく。

〔この世代は〕生き始める以前にそれを教育されたのであり、つまりすべてを生きられた現実としてではなく、眺められるもの、外的に透視し整理し解析するという場で教育されたのであり、その結果、われわれは生きる以前に現実から隔離された場所において世界を見る傍観者、或いはむしろ「離人症者」として教育学的に生み出されたのだと、あくまで図式的にだが、言われ得る世代であるだろう。つまりわれわれは、自分たちは戦争に巻き込まれたがそれを積極的に生きたわけではないと言う、つまり現実を外的にのみ語ろうとすることによって自己説得を試みた世代によって教育されたのである。大袈裟に言えば〔……〕「離人症」、つまりは決定的な実存脱落、或いはむしろ実存への先天的な無能力（！）を資質として生み出されたわけである。(2)

私は丹生谷と同世代であるが、私はといえば、観照的な理論と実存的な実践の「矛盾」の「生々しさ」に四苦八苦しながら、それと同時に、それと並行して、離人症的な感性をあたかも先天的な資質として習得していた者の一人であるが、後者について「教育学的に言えば」、それを「われわれ」は、周知のように（！）、戦後文学の一部によって教育されていたのであり、木村敏の『自覚の精神病理』（一九七〇年）の離人症論によって再教育されたのである。というのも、これも周知のように（！）、その症例報告は「われわれが最初にあげる患者は二四歳の女性である。父は皮革業者で〔……〕」と始まっていたのであり、その女性の自殺の試みを「きわめて純粋で誇り高い抵抗である」と結論していたのだから。しかも、その離人症論の章は「自己の存在の否定」と題されていたのであるから。

以下、ある離人症論を取り上げて問題の所在を確かめてから、木村敏の離人症論を読み直してみる。対象文献の性質からしても事柄の性質からしても、読解と論述を精緻に進めるのは困難であるため本稿での語法は揺れざるをえないが、お許し願いたい。(3) なお、本章の最後では、ミシェル・フーコーを参照して、問題の射程を示唆して結語とする。

2　正常な微睡み、異常な目覚め

新福尚武・池田数好の『人格喪失感（離人症）』（一九五四年）を取り上げてみる。あらかじめ、クリスアベ（クリサベール：Krishaber）による最初の症例記述（一八七三年）からの「抄記」を引いておく。

私の体のまわりには暗い雰囲気のようなものが生じた。私はそれでも陽が照っているのを見た。暗いということの言葉は私の考えを正確に伝えてはいない。ドイツ語の dumpf という言葉を用うべきであって、それは重苦しい、厚い、光沢のない、沈みかえったということを意味する。この感じは視覚だけでなく、触覚にも及んだ。一つの屑のような、何か不良導体のようなものでもって私を外界から孤立させているこの感覚がどんなに深かったかということは口では表わしえないのであって、この世の果に運ばれたようで、機械的に私は「遠くへ来た、遠くへ来た」という言葉を高く発した。しかし、私は遠くへ行っていないということをよく知っていて、私に起ったことを非常に明瞭に覚えていたが、発作の前と後との間には長い間隔、地球から太陽への距離が存在していた。／私は私の存在の意識を失った。私は私自身でなくなった。／私の精神を支配し、私にもどうにもならないところの極めて奇妙な考えは、私は二重であると信ずることである。私は考える自我と実行する自我を感ずる。(4)

他の症例の検討も経て、新福・池田は、離人症を人格喪失感だけで定義するのでは狭いと主張していく。第一に、離人症では人格喪失感だけでなく人格変化感も報告されるからであり、第二に、離人症を全的に理解するためには、人格喪失感と現実喪失感をともに取り上げて、両者の関係を問わなければならないからである。その関係について、新福・池田は、ジャネー（ジャネ：Janet）の所説を参照しながら、現実喪失感から人格喪失感をいわばアポステリオリに（結果から原因へと遡るかのように）捉えていく。

最近において人格喪失感を最も体系的に研究したのはジャネーである。それによれば本症の本質は「現実機能の障害の内的知覚」である。言い換えると、現実機能の減弱によって現実感を伴う対象の把握が障害されていることが自覚されたものである、と。われわれの行動のうち最も強い心的緊張を必要とする機能は現実機能（fonction du réel）である。この機能の喪失を特徴とする精神障害が精神衰弱である。人格喪失感は精神衰弱症状に属するものである。さて現実感の喪失は心的総合の減弱、即ち心的緊張の低下によるが、現実の占有は意志の能動性に本質的なものである。であるから意志行為の障害は現実機能の喪失に至るのである。このように考えると、本症では自我は内奥において、即ち情動的あるいは意志的要素においておかされていると推定される。[5]

現実機能の喪失から、心的緊張の低下や心的総合の減弱が推論される。後者からは、意志行為の障害が推論される。次いで、そこから、その障害の内的知覚にあたる情動的なものが推論される。[6]このことを逆からいわばアプリオリに語り直すなら、意志行為の能動性意識と、その内的知覚たる情動がともにおかされていることが、現実機能の喪失をもたらすということになるが、注目すべきことに、新福・池田は、何らかの統一的で総合的な人格機能を設定しておいて、その欠如を離人症の病因としてあげるような論法を採ってはいない。その事情について、新福・池田はこう書いている。

人格喪失感の問題が人格感成立の問題に移るのは理論上は当然である。しかし、このことが研究上の妥当な道であるかどうかは疑問である。というのは、正常人は実際、能動感とか統一感とかを意識しているのであろうか。自我の体験の諸相は前に述べた通りであって、その日常的内容は「自我」ではなく「自我の属性」である。能動感、統一感が意識されるのはむしろ例外的状況においてである。であるから、日常的人間においては「自我」感は所有喪失以前の状態にある。従ってわれわれが自我を求めて自己を見つめるならば、自我そのものは崩壊するのではあるまいか。あたかも「格」という字を見つめていると、暫くしてその意味が消え、意味のない形となり、更に見つめつづけると形そのものさえ崩壊して一体こんな字があったかと疑うようになるのと同じであるまいか。

変化のないところでは知覚は崩壊するほかない。自我もまた同じではなかろうか。シルダー（P. Schilder）が本症の発生を過度の自己観察においたのはこの点教訓的である。(7)

新福・池田によるなら、正常人の自我感は、「所有喪失以前の状態」にある。そこでは、能動性や統一性が明示的に意識されることはないし、かといって、それらの意識が奪われているわけでもない。ところが、おそらく、正常で日常的な現実感を支えているはずの能動性や統一性は、意識されざる機能としてどこかで作動している。そこを精緻に分析するのは困難なので、いまは簡便にこう考えておく。(8)すなわち、いかなる「自己観察」を行使しようとも能動性と統一性を意識にのぼらせることはできないのであるから、「過度の自己観察」を行使すればするほど「人格」「自己」「自我」は字義＝意味を喪失していかざるをえず、そのようにして人格喪失感に陥っていく。と同時に、正常な日常において能動性と統一性が意識にのぼるのは当の能動性と統一性が危殆に瀕するような生命的危機の例外的状況であるから、「過度の自己観察」はその例外的状況を招きよせる仕儀となり、そのことによって現実喪失感が生み出されていくのである。(9)

正常人は日常的には、自我感を持つのでもないし持たないのでもない。これに対し、離人症者は、自我感を喪失している。離人症者は、正常人にあっては一度として所有されていないものを、どこかでいつか喪失したものと思っている。正常人は日常的には、その自我の存在の真理を忘却しているだけでなく、忘却を宿命づけられている。これに対し、離人症者は、自己観察を迫り上げて自我の存在の真理を探究すればするほど、その失敗を宿命づけられている。正常人は哲学的に目覚めないまま日常的な臆見で微睡むことを宿命づけられ、離人症者は哲学的に目覚めながらも自我喪失感と現実喪失感へ宿命づけられている。そして、奇怪なことにと言うべきだが、哲学的に目覚めた学者は、正常人と離人症者の双方を見渡して、自我の存在の真理を見てとっているかのような位置に立っている。このような真理の体制について何と言うべきであろうか。

3　正常人、離人症者、学者

木村敏は、「離人症の現象学」(一九六三年)において、「自己喪失感」とは、「対象化された自己」において「自己クオリティ」を感じとることができないことであると捉えた上で、この事態は、「対象界が空虚化されたことの鏡像」であると捉えている。[10] とするなら、正常な場合には、対象化されざる自己が、対象化された自己において自己クオリティを感じるのであり、この事態は、対象化されざる自己と現実的な対象界とが相関していることの反映であるとする描像が前提とされていることになる。そして、主観(対象化されざる自己)と客観(対象化されるもの)の相関関係が成立する場のことが、「行為的事実」と呼ばれて、次のように分析が進められている。

行為的事実においては、主観と客観、自己と世界はまったく独得の関係にある。第一に、自己は行為的事実においてはじめてはっきり自覚され(zu eigen gemacht)、疑いなく現存するものとして確認される。一方、世界すなわち対象は、いわばその証明として存在するにすぎない〔……〕。ところが、第二に、対象にはやはり行為的事実においてはじめてその意味が付与されて、対象はそこで現実に与えられたものとして世界のなかで確固とした位置を占め、一方、自己は意味を付与するものとして背景に退く〔……〕。第三に、自己と世界の両者とも完全に事実のなかに没入し、自己も世界もなく、見たり聞いたりしているという行為的事実のみが成立している〔……〕。そして第四に、自己と世界、主観と客観の明確な対立もやはり行為的事実のなかではじめて可能となり、物はそこで真の意味で、自己にとっての対象（Gegenstand）となる〔……〕。自己世界関係のこの四つの様態が完備し、矛盾なく成立しているところでのみ、行為的事実ということが言える。だから行為的事実とは、主観と客観の出会いの場所であると同時に、分離の場所でもある。主観と客観、自己と世界がこうして「分離しながら出会う」こと（sich trennendes Treifen）において、はじめてこの両者が実存している証明が与えられる。自らの自己が現存している実感も、世界の現実性についての実感も、ただこの動的な出会いのなかでのみ可能となる。(11)

この分析を踏まえて、木村敏は、「以上のことから、離人症とは行為的事実の不成立（Nichtbestehen der Tatsache）以外のなにものでもないことが明らかになる」と結論している。すなわち、「離人症の中心症状である自己喪失感と対象界の疎隔感を、世界との出会いに際して行為的事実が成立しえないという基本障害に、つまり知覚の能動的性格の障害に還元」するのである。(12)

このような自己世界関係の様態分析にあっては、新福・池田に検出されたような問題性が強く迫り出してくる。自己の側にだけ留意して辿るなら、第一様態では、自己は疑いもなく現存し、それが自覚される。第二様態では、自己は背景に退く。第三様態では、自己は事実に没入してなくなる。第四様態では、自己は対象に対向する。では、離人症の自己喪失感はどの様態に関わっているのだろうか。

この問いの立て方は的外れであると見られるだろうが、一旦はこう答えられるはずである。すなわち、離人症者は自己喪失感を告げることにおいて、第二様態と第三様態の真理を告げており、同時に、第一様態と第三様態の真理を誤認している、とである。しかし、木村敏は、この類の問い方も答え方も採らない。あくまで四つの様態のすべてが離人症者では「不成立」であるとする。

そのとき、正常人と離人症者のそれぞれの位置はどうなるであろうか。離人症者では行為的事実が成立していないのであるから、行為的事実における独得な関係のすべてが欠如していることになる。[13]では、離人症者が「自己は存在しない」と語るとき、何を告げていることになるのか。行為的事実が原初的に障害されていると告げていることになるはずであるが、その意味はさしあたり不分明である。他方、正常人の位置も実は不分明である。正常人は、自己の存在を不可疑の真理として確信している。正常人はそのことを十全に認識していないにもかかわらず、行為的事実における独得な関係のすべてを完備して生きている。とすると、木村敏の分析の全体は、正常人が微睡みながら了解していることを真なる言葉にもたらしながら、その真理のすべてが離人症者に欠如しているとしていることになる。いまや、自己が存在しないという訴え、世界に現実性がないという訴えには、真理の影すらもないということになる。このように、自己の存在の真理に関して、離人症者はまさに学者のネガになる。あるいは、学者は、離人症者をネガとすることによってポジティヴな真理を述べる。この真理の体制を『自覚の精神病理』（一九七〇年）で確認してみる。[14]

木村敏は、自己喪失感に焦点を定めて、「あらゆる精神症状の中で、自己とか自分とかいわれるものの異常が最も明白に患者自身によって体験されるのは、「離人症」と呼ばれる症状においてである」と宣言し[15]、症状が「最も純粋に、また最も完備した形でわれわれの眼にふれる」のは離人神経症であるとして、「二四歳の女性」の症例を取り上げていくが、[16]その冒頭、「自我の喪失感、自我の離隔感」を告げる部分はこうなっている。

自分というものがまるで感じられない。自分というものがなくなってしまった。自分というものがどこか遠くへ行ってしまった。いまここでこうやって話しているのは嘘の自分です。[17]

では、そこにおいて「なくなってしまった」とか「遠くへ行ってしまった」とか「存在しない」とか告げられているものは何であろうか。それは、「対象化して思い浮かべることのできる」ような、「対象的に与えられている」ような「自分」のことではない。では、通例の二分法に従って、それは、対象的な「自分」を思い浮かべている「自分」であると、「ノエシス的志向的意識の源泉」であり「ノエマ的対象的にならない」ような「純粋自我」のことであると言えるだろうか。ここでの木村敏は、そうは言えないとする。なぜなら、そのような純粋自我も思考されたものであって、「ノエマ性、対象性を帯びた「自我心像」」であるにすぎないからである。[18]これに対し、ここでの木村敏は、「真の自我」なる言い方を始める。真理の審級を導入するのである。では、離人症者は、「真の自我」についてそれを喪失していると告げていることになるのだろうか。事態はやや錯綜するので、簡便な読み方をとらせていただく。

「真の自我」についての議論そのものは、こう展開されていく。「認識作用の根源的な主体」としての「自我」を、認識作用の産物である対象的なものから区別して確認しようとしても、前者と後者を同じ一つの意味において「もの」として捉えるようでは、言いかえるなら、対象的なものが存在するのと同じ一つの意味において自我なるものも存在すると捉えるようでは、「行詰まり」になってしまう[19]。では、どうすればよいのか。木村敏は、「もの」と「こと」を区別し、「真の自我」を「こと」で捉えようとしていく。

そこでいま、「自分」とか「私」とかをものとして対象化しようとするいっさいの努力をやめて、私の意識の中に入ってくるいろいろな感覚や印象に、すなおに身をゆだねてみる。すると、これまで私の意識の中心にあった「私というもの」についての注意がすっかり姿を消して、机とか原稿用紙とか、文字とか文章の内容とか、背後からの音楽とかが、それまで「私の意識」であった場所に自由に登場してくる。そこに成立している事実は、いろいろな物が見えており、いろいろな音が聞こえており、いろいろな事が考えられるということだけであって、私がそれを見ているとか、私がそれを考えているとかいう意識はいっさい成立していない[20]。

哲学的に覚醒して「すなおに」なるなら、どうなると書かれているだろうか。「すなおに」なるなら、「机とか原稿用紙とか、文字とか文章の内容とか、背後からの音楽とかが、それまで「私の意識」であった場所に自由に登場してくる」と書かれている。強調したいが、このような書き方は、学者の習わしである。実際、ここで書き連ねられている机－原稿用紙－文字－文章－音楽の順序は、いかなる順序であるのかを考えてみればよい。それは、「すなおに」なっていないときに知覚されるものの順序でもなければ、「すなおに」なっているときに「自由」に登場してくる順序でもない。あくまで学者が、「すなおに」なるときの例解として、順番に意図的に注意を向けていくものの順序なのである。その書き方は、学者の筆法ではあるが、いささかも知覚の経験を記述する書法ではない。[21] それだけではない。これは肯定的に強調するのであるが、その学者の筆法は、離人症的なのである。離人症者の報告の書法なのである。実際、引用箇所の最後は、離人症の「二四歳の女性」が「音楽を聞いても、いろいろな音が耳の中へ入りこんでくるだけだし、絵を見ていても、いろいろの色や形が眼の中に入りこんでくるだけ」と語りながら、そこに「何の内容もないし、何の意味も感じない」と語り継いでいくその書法と同類である。とすると、自我喪失感を告げる離人症者は、学者と同じく覚醒して、「真の自我」の真理に対して「すなお」になっていることになるのではないか。こうして、哲学的に微睡む正常人は捨て置かれて、離人症者と学者はネガとポジの関係に立つことになる。同じく哲学的に覚醒しながら、離人症者は苦しみ、学者は苦しまず、むしろ喜ぶ。同じく哲学的な真理を語りながら、離人症者は真理に身を供し、学者は半身を捧げる。同じく自己の真理に照らされながら、離人症者は死へと傾き、学者は生を保つ。この意味において、離人症者は学者の同伴者なのである。[22]

「われわれ」が木村敏の離人症論を通して確かに教えられたことは、「離人症という異常体験は、こういったある意味ではきわめて哲学的、形而上学的な諸問題についての思索のきっかけを与えてくれる」[23] ということであった。「われわれ」は、そのようにして「私」の存在の真理の体制に服していくことになったのであった。

4　経験する勇気

フーコーは、真理と狂気の関係について、次のような問いの立て方をしていた。「どのようにしてひとは、自らの狂気に依拠することによって、自我の真理について自問するにいたったのか」とである[24]。離人症者は、「自我の真理」について自問している。日常的には自問するはずもなければ、真に哲学的に覚醒するなら自問し続けるはずがないにもかかわらず、「自我の真理」の自問にまるで取り憑かれるかのようなのである。離人症者は、それと「引き換え」に狂気に陥る。あるいは逆に、狂気に陥ることと「引き換え」に、「自我の真理」の自問へと駆り立てられる。ところで、フーコーが立てる問いは、変奏され展開されるべきである。例えば、「どのようにして学者は、離人症者の狂気に依拠することによって、自我の真理について自問するにいたったのか」とである。離人症者は「私は存在しない」と告げる。そのことで苦しんでいるとも語る。そこに依拠して学者は、「私」の存在の真理の探究に乗り出す。そして驚くべきことに、真の「私」は、普通の意味では存在しないと答えるのだ。そして、治療的な意義はないと断りながらも、その真理へ服することが本来の救済に繋がるかのように示唆するのだ。これは言いがかりではない。また、(自己)批難でもない。真理の体制に服しながら、狂気に依拠して真理を探究している学者自身は、その限りでおのれは狂っておらず救われていると見なしているからには、そのように示唆してしまうことは不可避である。そして、「われわれ」はといえば、自己の存在を確信するばかりで、自己の存在に畏れや不安を感じてはいない。その意味で、「われわれ」はすでに救われている(そのように、あの「二四歳の女性」に教えられたのであった!)。そして、このような出来事を起こさせている歴史的な条件は何であるのかという問いもまた、フーコーが立てていた問いであるが、木村敏は、離人症の生活史的な成因について、次のように書いていた。

われわれの患者の精神異常が、すでに彼女の出生そのものに先立って、つまり彼女がほかならぬ皮革商の子としてこの世に生まれなくてはならなかったという宿命によって、すでに準備されているものであった、ということはほぼ間違いのないことだろう。皮革商をもって代表されるところの特殊な宿命を担った一群の人々が日本の社会の一部を構成していることや、その人々の置かれた社会的、心理的な特異な境遇については、いまさら何も述べることはない。この人達にとって、社会一般とは敵意に満ちた壁であり、試練の場なのである。彼女が一七歳の年、突然にこの壁は彼女の前にその正体を現わす。中学校から高校にかけて彼女がもちえた「幸福な時期」は、この時代の彼女にとって「社会一般」を代表する級友の言葉によってたちまち崩れ去ってしまう。そこから離人症の発病に至る道は、いわば一本道であったといえるだろう。彼女の病気は、それ以来急速に熟して、ただ発病の契機を与えるなんらかの事件を待つばかりになっていた。そして、この引金をひいたのが、祇園祭の雑踏の中での恐怖感と、自己暗示の体験だったのである。／しかしわれわれは、彼女が宿命的に担わざるをえなかったこの社会的要因を、軽々しく彼女の離人症の原因と同一視することは避けねばならない(25)。

書き写しながら、あらためて思うのは、一言一句、当時の「われわれ」には周知のことであったということである。社会的要因を原因と同一視することは避けねばならぬ。しかし、そのことは社会的要因に対する闘いをいささかも緩めるものではないということもまた、周知のことであった。その上で、木村敏は次のように結語を書いていた。

彼女が再び離人症に陥って、あらゆる医学的治療が何の効果もみせなかった時期に、彼女は主治医に向ってこんなことを述べている。「私の病気は医学ではなおらないんです。なおろうと思えば、私ひとりでなおせるんです。でも、前にそれをやったときの苦しさを思い出したら、もう一度あの瞬間を経験する勇気が出ないんです。だから、自分の力でなおるよりは死んだほうがよっぽど楽だと思います。」そして事実、彼女は数回にわたって本気で自殺を試みている。〔……〕私は、離人症という状態は生と死とのいわば中間にあるもの、しかも生よりはむしろ死の方への傾斜をもったものだと言えると思う。それはいわば、肉体の死を伴わず、精神の死も伴わない、純粋な自我の死である。〔……〕離人症の患者は、自分自身の根源的な自我を殺すことによって、肉体および精神が世界に現われ出ていることを無意味なことにし、それと共に世界そのものから意味を奪うのである。それは、人間が自らの置かれた耐えがたい現実に対して試みる、消極的ではあるがある意味ではきわめて純粋で誇り高い抵抗であると見ることができよう。(26)

想い起こせば、「われわれ」はこの結語によって教育されたのであった（鼓舞された、と言ってもよい）。「われわれ」なりに書き継いでおくなら、「根源的な自我を殺す」にしても、やはり生きている限り「行為的事実」の「場所」は殺されてはいないのであるからには、よしんばそこで分立する「殺す」自分が哲学的な仮象や日常的な誤認であるとしても、哲学的真理へ服することなく、まさにその自己への配慮がそれとして切り開かれるべきではないのかと思うのである。それにしても、「そもそもなぜひとは自己よりも真理を配慮するのか。そしてなぜ真理への配慮を通してしか、自己を配慮しないのか」[27]。フーコーが立てる仮定を引いて本章の結語としたい。

あなたが然るべく自己に配慮するならば、言いかえるなら、あなたが何であるのかを存在論的に知り、自分が何をできるのかを知り、ポリスの市民でありオイコスの主人であるということはあなたにとって何ごとであるのかを知り、恐れるべきことと恐るべきでないことを知り、希望を持つに相応しいことと、その反対に完全に無関心であるべきことを知り、そして最後に、死の怖れを抱くべきではないことを知るならば[28]〔……〕

そのように知るならば、それでも（だからこそ！）、あの「二四歳の女性」はあのように生きることになるのではないかと思うとともに、しかしそれでも「あなたが然るべく自己に配慮するならば」と仮定的にでも野蛮な物言いをしたい気持ちがいまでも残っていると気づかされるのであるが、それにつけても、この五〇年ほどの学術的議論の虚しさに思いいたるのである。

V

第9章　精神病理をめぐる現代思想運動史

1　人間の真実（真理）としての狂気

若かった頃、狂気に惹かれていた。というより、狂気「論」に惹かれていた。狂気について書かれたもの、ジャンルとしては、精神医学、精神病理学、精神分析に属するものに惹かれていた。そうした書き物を読むと、自分が揺さぶられ、物を考えることを促がされ、新たな視界へ連れて行かれて、ひとつ高いステージに上がれる気がしていた。そして、そうした書き物で報告されたり記述されたり分析されたりする狂人の姿に、魅せられていた。そこに垣間見える苦悩にも、魅せられていた。かくも人間が変容できるということ、その語りがかくも調子を外すことができるということ、その振る舞いがかくも粗暴になれるということ、その苦しみがかくも深くなれるということ、そのようなことに心が動かされていた。人間を知り始めた若者として、人間性の振り幅の大きさ、人間性の上下動の大きさに感銘を受けていた。狂気について書かれたものを通して、「人間だもの」（相田みつを）、「人間っていいな」（山口あかり）と教えられていたのである。

若かった頃、狂気論に惹かれていたものの、狂気の芸術作品については、それほど惹かれることはなかった。狂人を登場人物に据える作品は、小説であれ映画であれ演劇であれ、およそリアルとは思えず、馬鹿馬鹿しいとしか思えなかった。(1)それに対して、狂気に陥っていく作者による作品だけは、特別であるように思われた。狂うほどに、狂ってまで、作られたはずである作品だけは、その出来不出来にかかわらず、大切に扱わなければならないと感じていた。例えば、芥川龍之介の晩年の作品、原民喜の晩年の作品である。そして、若かった頃から、本当に狂った作品、真の狂気によって裏打ちされている作品、本物の狂気が行間から立ち昇ってくるような作品を、そんなものは存在しないかもしれないと思いながらも、探し求めるようになっていた。

当時の書き物を読み返すと、若かった頃の狂気「観」は、当時の時代精神によって深く影響されていたということに気づかされる。私もまた、時代の子であったし、時代の子でしかなかった。それは、いくらか苦々しくはあるが、大筋では清々しい「気づき」であり「学び」ではある。その時代精神は今日ではほとんど忘れ去られているので、過去と比較して現在の「われわれ」がどこにいるのかを明確にするためにも、いくつか引用しておきたい。まず、ジャック・ラカン『エクリ』の有名な一節である。人間の所業を悲観的に捉えざるをえなかった第二次大戦が終了し、人間について新たな希望をもって新たな時代に打って出ようとしていた一九四六年、言いかえるなら、人間が地に堕ちた冷厳な事実を受け止めながらそれでも新たなヒューマニズム（人間主義）を打ち立てようとしていた一九四六年に書かれたものである。

狂気のリスクを測るものは、人間がどれほど人間の真理と人間の存在の双方に同一化しているか、その魅惑の程度である。／それゆえに、狂気は、人間器官の脆弱性に由来する偶発的事実などではなく、切り開かれた人間の本質における永続的な潜在性である。／狂気は、自由に対する「侮辱」などではなく、自由に対して最も忠実な伴侶であり、その影のようにして自由の動きに従っている。

／そして、人間の存在は、狂気なしには理解されないだけではなく、その自由の限界として狂気を内に抱えるのでなければ、人間の存在は人間の存在でなくなるだろう(2)。

ここで語られていることは、次のようなことであった。人間が、人間の（本来的）真理と人間の（本来的）存在に近づけば近づくほど、それに魅せられれば魅せられるほど、その人間は狂気に陥るリスクが高まる。そのリスクに怯むことなく、人間の存在の真理に撃たれて捉われる者だけが狂うことができる。人間の本質がそのようであるからには、いかなる人間であれ、いかに正常な人間であっても、狂気に陥る潜在性を隠し持っている。だから、狂気は、脳神経系や生理系の脆弱性に由来すること（脳神経系の病気）ではないし、社会環境によって引き起こされること（社会的抑圧に由来する社会的障害）でも、心理的な変容によって引き起こされること（心理的な病や障害）でもない。また、狂気は、生物的・社会的・心理的な遠因が束となって引き起こす失調なのでもない。さらにまた、狂気は、その原因についてわからないことを覆い隠すための用語である「内因性」なるものによって生ずることでもない。そうではなくて、狂気は、不可避的に破断している人間の本質に根ざしている潜在性であり、この世で生きている限り誰もが大なり小なり免れることのできない運命である。そして、その運命に促されて狂っていくことにしても、人間の根源的な選択によっているのであって、いかに受動的で隷属的に見えようとも、狂っていくことは人間の根源的な自由の発露である。人間は自由にまともになるのと同じ訳合いでもって、自由に狂っていくのであり、それこそが自由の限界経験である。しかも、狂気は、人間の存在の可能性の限界を顕わにする経験でもある。その先の存在可能性としては、人間性の消滅（廃疾化）、人間の死（自死）だけが控えているとしか考えられないような経験である。その意味で、狂気は、人間の可能性と不可能性の条件である。すなわち、人間が人間たりうる所以も、人間が人間たりえない所以も、人間が狂気に陥ることができるということに存する。とするなら、狂気について思考することは、人間の限界の彼方と此方、人間の存在の真理を明らかにすることになる。人間を知りたければ、人間の限界と可能性を知りたければ、何よりも狂気に学ばなければならない。もちろん、現実の狂気、現実に知覚され認知される狂人は、このような純粋な姿で立ち現われるわけではない。諸学が指摘するように、人間の本質に関わる一次的な基礎障害は、この世の身体的なものや社会的なものや心理的なものによって二次的に修飾されて周知の姿で立ち現われる。そして、疾患、障害、病理、問題、困難として取り扱われる。そしてまた、治療、治療、処置、処遇、聴取、配慮、保護、支援、慈善、研究、調査、嫌悪、差別、排除、包摂の対象となる。そのようなこの世で不可避の宿命を前にして、精神と心理の専門家が為すべきことは、仮に双方の身過ぎ世過ぎのために復帰、適応、妥協、束縛、拘束、隠棲、隠遁、逃走、闘争を図ることであるにしても、本当のところは、社会・心理・身体によって不純にされた病理現象の奥底にある狂気をそれとして解き放つことでなければならない。抑圧から解放された狂気の姿がどのようなものになるかはまったく定かではないにしても、いつか遠い未来に、狂気の解放とともに、人間の存在の真理がその限界まで解き放たれる日が来るであろう。その来たるべき日には、個人の精神の疎外＝狂気（アリエナシオン）と、狂気を含め人間精神を歪める社会の疎外が同時に解消され、終に狂人の解放が例えば労働者の解放や被抑圧者の解放と連携して、類としての人間の解放が実現するであろう。そのとき人間の前史は終焉し、新たな人間の歴史が始まるであろう。

このような狂気論にまつわる言説空間のことを、ミシェル・フーコーは、『狂気の歴史』において、

「人間論（人間学・人類学）的な円環」と呼んでいる。その円環の内部では、狂気は「人間の基礎的な真理を明るみに出す」ものと見なされており、フーコーによるなら、近代の初頭から、おそらく二〇世紀半ば過ぎにいたるまで、人々は、「人間、その狂気、その真理――これら三つの項からなる人間論的な構造」の内部に捉われてきた(3)。

現代では人間は、自分が狂人であって、狂人ではない、そうした狂人の謎においてしか真理をもたない。他方、それぞれの狂人は自分のうちに、人間の真理を保持し、しかも保持していないのであり、狂人は自分の人間性の下落をとおして、その真理を明るみに出す(4)。

ほとんどの狂気論は、この人間論的円環の内部で論じられてきた。それを示す文献はいくらでもあげることができるが、ここでは、戦後日本で精神病理学をリードしていた井村恒郎による、一九四八年の論文「精神病理学における実存主義」を想起しておこう。早い時期から、井村恒郎は、現象学とハイデガー哲学（実存主義）(5)を統合して狂気論と狂人論に応用する道を歩み出していた。

病態意識をそのあるがままの相において、いわば病態意識自らをして語らしめるという態度でこれを記述するのが現象学の方法である。精神病者の主観的な体験様態を記述しつつその構造連関を分析すること、ただこれだけに終始するのである。〔……〕実存主義はこの制限を越えようとする。一言でいうと意識から存在へと問題の所在をうつすのである。精神病者の意識の分析から精神病者の存在仕方の分析へと視角を変えるのである。精神病者がその特異な世界をもちつつその世界のうちに生きている生き方を明らかにするのが課題となる。精神病者の存在とは、その病者に固有な世界のうちに存在するということにほかならないのであって、この「世界‐内‐存在」の特異性を問題にするのである。病態意識は精神病者のかかる存在仕方の全体の一断面にすぎず、病者の存在全体は彼の世界における彼の生活態度のうちに明らかになる。病態意識は病的な存在全体の部分的な反映にほかならない。要するに、現象学のもつ主観性の制限を実存哲学的な存在の概念を転用することによって克服しようとするのである。(6)

ハイデガーが『存在と時間』において、「世界‐内‐存在」の特異性に、死・不安・罪責・負目といった否定的であり病理的にもなりうる経験から迫ろうとしていたのと同様に、精神病者の存在仕方(存在様式)を、精神病者の病態意識(おのれが狂っているという意識)を通して、あるいはそれを越えて明るみに出そうというのである。その際、病態意識を記述する方法はいわば験され済みであるとしても、どのような方法でもって病的存在の存在様式を明るみに出せるのかということが問題になりうる。ところが、実際には、その点について方法論的詮議が突き詰められることはない。それは、精神病者が病んでいる(狂っている)のは、その意識が病んでいる(狂っている)からというのではなく、その存在様式そのものが狂っている(病んでいる)とあらかじめ了解されているからである。正常人の意識と比較して精神病者は狂っているというのではなく、正常人の存在様式と比較して精神病者そのものが狂って「ある」というのである。しかし、ただちに注意しておかなければならないが、この現象学的・存在(者)論的・実存主義的な狂気論・狂人論は、一方的に、非対称的に、精神病者を異常な存在者として了解することにとどまっているわけではない。井村恒郎は、「精神病者の異常な存在仕方は、われわれの存在仕方からどのように偏向しているのであろうか。われわれの存在の可能的な限界とみられるのはいかなる点を指しているのであろうか」と問うて、次のように書いている。

第一に彼ら〔実存主義的精神病理学者〕は精神病者の存在様式のうち特に時間性の異常に焦点をおいている。人間存在の基本的な存在様式としての時間性がいかに歪曲されているか、ということに強い関心をもっている。なお、この時間性を精神深層の「生命的なもの」(das Virale) と関連づけて考える点に一つの特色がある。次に、時間性につづいて歴史性と日常性が注意される。が、歴史性と言っても個人の生活史のことであり、日常性と言っても個人の生活圏における他人との協同を意味している程度のことである。〔……〕第二に、彼らはこの積極面について叙述する。すなわち人間的な存在様式の解体とともに、常態では蔽われて隠れている存在様式が露わになることを注意する。常態生活の日常性と歴史性に背反するところの破壊的であり魔術的である存在様式の露出するのを強調する。この積極面が実は人間存在の深層の露呈である、とみなす点に実存主義の一つの特色がある。もっともこの面は精神の亀裂を示す若干の病的状態に明らかに現出するのであって、すべての精神病に見出されるというのではない[7]。

ここにおいて「精神の亀裂を示す若干の病的状態」は、言うまでもなく精神分裂病のことを指すわけであるが[8]、それに限らず、可能的には精神病全般において、「人間的な存在様式」は「解体」されている。そのとき、「常態」では覆われて隠れている存在様式が真理として露わになる。それは、精神病者と正常人の両者に共通し、両者を超越し、両者の基礎となっているはずの「破壊的」で「魔術的」な存在様式であり、「深層」の人間の存在である。とするなら、精神病理学者は、分裂し解体し荒廃にいたる狂人のことを記述し了解することを通して、おのれを含む人間の存在の真理を根本的に洞察することになる。それはまさに人間論的円環の内部での思考なのである。

2 「余計者」と「回収不能者」

では、その破壊的で魔術的な人間存在の真理から病者へと振り返るとき、いかなる態度をとることになるであろうか。二〇世紀後半から現在に至るまで、ひろく人間論的な狂気論が含意する態度にはさまざまなものがあったが、ここでは、脱病院化・脱施設化の動向を背景としたフェリックス・ガタリによる論考を取り上げておく。一九六九年に書かれた「学生、狂人、カタンガ兵」の一節である。

精神医療界におけるジレンマは、しばしば、病院の内部改革か、それとも地域優先の介入かといった用語で提起される。おそらくアジール内部における革命という幻想と「一国革命」の正当性を支える幻想は対をなすものであろう。それに対して、アングロサクソン系の社会的精神医学、「反精神医学」の今日の潮流は、いわば精神医学の混乱を社会野の只中で解決するために社会に介入して、精神的疎外を社会的疎外へ還元してしまおうと企てている。いずれにしろ、常に同じ地点に引き戻されてしまう。すなわち、狂気はスキャンダルと見なされ、狂気を否定し、いかなる形であれ狂気の出現を抑止するのが望ましいとされるのである。たしかに、精神科医や精神科で働く全労働者は、制度を改革し人間化し開放するために多くのことを為さねばならない。しかし、おそらく彼らの真の責任はそれを超えたところにある。彼らはこの余計者あつかいされる場所に特殊な仕方で組み込まれているために（leur insertion particulière dans ce milieu résiduel）、必然的に、人間科学や政治経済学の地位や方法に対して、また、制度が参照するものすべての地位や方法に対してラディカルに異議申し立てをする立場に置かれている。それらは、あらゆる種類の回収不能者（irrécupérables）の主観的立場を無視する構造だからである。ここで回収不能者とは、あらゆる場所での「カタンガ兵」（はみ出し者）のことであり、その意味で、真正なる革命活動家の原型であると同時に、来たるべき社会主義社会の「新しい人間」を予示している。(9)

ここでのガタリによるなら、「余計者」としての精神－心理系の専門家と労働者の務めは、「回収不能者」を病院で治療したり地域で治癒したりすることでも、「回収不能者」の反社会性と非社会性を何ほどか社会化して社会に適応させたり社会を局所的に改良したりすることでもなく（ノーマライゼーションやバリア・フリーや社会復帰訓練に現を抜かすことでもなく）、精神－心理の諸学問と諸制度に対して根本的に異議を唱えることである。端的に言いかえるなら、いつの日にか、それら一切を廃絶することである。では、どうしてガタリは、「余計者」に対してそのような務めを言い立てるのか。「回収不能者」こそが、「革命家の原型」「来たるべき新しい人間」を予示する者だからである。狂気の人間論的洞察を手にしている限り、「余計者」の一人であるガタリは、「回収不能者」の存在の真理に付き従わざるをえないし、付き従うべきなのである。

では、余計者を脇に従えている回収不能者は、どうなるというのであろうか。来たるべき人間革命の企てにおいて、回収不能者はどう位置づくというのであろうか。回収不能者は、人間の存在の真理を衝撃的な仕方で告知する役割を果たすのである。吉田おさみに、そのような構えを見出すことができる。

吉田おさみは、早い時期からドゥルーズ／ガタリの『アンチ・オイディプス』の狂気論を参照して、「狂気とは非規範的、非属領化のプロセスだとドゥルーズ、ガタリは言っていますが、これを社会の体制、枠組、束縛からの自由と言いかえることもできます」と書いていた[10]。そして、吉田は、狂気は本質的に反体制的な「起爆剤」であるとする。

正気は常に体制的であり（社会適応性をもち）体制的であるからこそ正気と呼ばれます。逆にいえば、狂気は常に現体制に対する根源的な反体制性をもっています〔……〕変革の爆発的なたかまりは〝狂気の沙汰〟であるという意味で、狂気は現体制を根源的にゆるがす起爆剤です[11]。

だから、社会は、おのれの変革の可能性を維持したいのなら、狂気の起爆性を封印してはならない。

もし、精神医学と呼ばれるものが極度に発達（?）して、すべての人がいわゆる精神的健康になってしまえば、もはやすべておしまいです。〔……〕すべての人が画一化されたとき変革の起爆剤はなくなり社会は硬直します。それは無限の自由な可能性をもつ人間、そして社会の死を意味します[12]。「精神医療」とはこの狂気の先見性・創造性を否定し〈将来的・潜在的〉生産性を阻害するものです[13]。

ところが、吉田は、起爆剤である回収不能者として変革の引き鉄を引けば足りるとして、あとは余計者に委ねてしまうわけではない。吉田は、回収不能者の位置から、余計者も放逐しようとする。その際に、吉田が依拠するのは、「本当の狂気」、「根源的」な「原始」、要するに、ここでもまた人間の存在の真理である。

私は精神病的状態を好ましいといっているのではありません。精神病的状態というのは、社会の抑圧に抵抗して自己を実現しようという正当な動機をもつとはいうものの、その方向性が歪められて擬制的な自己実現に向うという意味で、本当の狂気ではなく疎外された狂気です[14]。反‐専門家との結合は、あくまで当面の戦術であって、根源的には専門家、反‐専門家は専門科学もろとも退治されなければなりません。もちろん、専門家のいない社会は一つのユートピアであり、根源的には、私たちは原始にかえることが求められています[15]。

いかなる革命や変革が起ころうとも、いかに余計者が自己変革を遂げようが、回収不能者は、「本当」に狂っているのなら、「根源的」な「原始」の存在様式を生きているのなら、常に回収不能なままにとどまる。回収不能なままにとどまるべきでもある。その都度、余計者がやって来て、回収不能者に起爆されて変革や革命に赴いていくであろうし、そのことを戦術的に認めてもよいのだが、そのような人間的で革命的で革新的で改良的な余計者も「退治」されなければならないというのである。

では、吉田おさみが夢みていたそのユートピアが、いまや実現しているとしたらどうであろうか。少なくとも、「当面の戦術」として結合すべき専門家も反‐専門家もいなくなっているとしたら、人間論的な円環の内部でおのれを反省する余計者など一人もいなくなっているとしたらどうであろうか。そして、いまや留保抜きに、回収不能者が「原始」に還っているとしたらどうであろうか。そのときにあっても、人間の存在の真理である本当の狂気が起爆剤になると誰かが語ってみせることができるだろうか。それを考える前に、人間論に対する批判と失望の歴史についても簡単に想起しておきたい。

3　人間論・狂気論の円環の破れ

意外に思われるであろうが、人間論的な狂気論に対して早くから疑念を示した論者として、神谷美恵子をあげることができる。一九六二年に、神谷は、優れた総説である「現代精神医学における二つの主要動向について」を、次のように書き出している。

精神医学史の最近の動向に関心を持っている者にとって見のがすことのできない二つの顕著な現象がある。それらは根本的な重要性を持っているもののように考えられる。その一つは社会・文化的精神医学の急速な発展で、過去十年間にアメリカ及び英国で特に多くの業績を生んだ。もう一つは人間学的なアプローチで、戦前はほとんどヨーロッパ大陸の諸国においてのみ発達したが、主として戦後になってから、世界の他の部分にも導入された。(16)

ここでは、後者の「人間学的アプローチ」についての論述を辿ってみる。神谷は、およそ三つの面を取り上げていく。

第一に、「基礎的研究の一形態としての人間学的アプローチ」である。これは、「精神障害者を扱うときにおいても、その人を通して人間存在の根本的構造を探求しようとする」ものであり、「真剣な精神科医たちの生涯にわたる臨床経験の結果生まれてきた」ものである。[17] 神谷は、その学問的成果に敬意を表しながらも、「重大な疑念」を表明する。なかでも「現象学的アプローチ」に対して、その「論文の中には難解なものや、秘教的とも言える、持ってまわったものや、場合によっては饒舌にすぎるとみえるものもある」と批判を向けていく。たしかに、「現象学的アプローチ」によって、「他の精神医学の流派によって触れられなかった多くの盲点」が埋められてはきた。例えば、「時間の次元」、「自己」、「意志、決定、選択、責任、自律性、自己のアイデンティティ、人と人との間、医師と患者との間の「出会い」の意味」、「固有世界、すなわち自己対自己という人間の側面」といった諸概念が新たに持ち込まれてはきた。しかし、「以上のアプローチが研究方法としてどれだけ正当化されるかについては、いくつかの重大な疑念」があるとするのである。[18] 第二に、「精神療法に対する人間学的アプローチ」に対する批判は、より直截的である。

人間学的精神療法が他の精神療法と異なる中で、最も大きく、最も重要となるところは、治療の目標としている人間像にある。単に症状を消滅させることや、患者をしてその文化的・生物学的環境に適応させることを目ざしているのではない。過去の人格理論の生物学主義、心理学主義、社会学主義に対する強い反抗の調子は、「文化化に抵抗する能力を持っている真正な人間」というイメージにおいて示される。つまり、そういう人は直接的な状況を超越し、可能性に生きうると同様に、自己の文化をも超越することができるのである。精神療法は患者に自己を発見せしめ、彼の責任においで自分の可能性を真に実現しうる生きかたを選ばせようとするところにある。[19]

ここに総説されていることは、次のようなことである。第二次大戦後の人間論は、人間の存在の真理を盾に取って、「単に症状を消滅させること」や「文化的・生物学的環境に適応させること」を批判し嘲笑してきた。そのような治療目標の設定は、体制に順応的な主体＝臣下を形成するだけの保守的な営みでしかないと批判してきた。そして、戦後の人間論は、革命の理念においてだけではなく精神医療においても、あるいはむしろ精神医療においてこそ、「真正な人間」の形成を暗々裏に目標として掲げる。そもそも精神障害が反社会的で非社会的な症状を示すものであるとするなら、その反社会性・非社会性の根底にある真正な人間性を隠すことなく露わにすることのできる状態を「治療」の目標とすべきであるとする。異常者は、たんに正常者になるのではなく、治療者と手を繋いで、異常と正常の区分を超越する真正な人間にならなければいけない。それが真の治療であり治癒である、というわけである。

ところが、第三に、神谷は、欧米諸国のこのような楽観的な人間論の直接批判は避け、日本において変容した人間論に批判を向けていく。その神谷の議論を言いかえてみるなら、日本の精神病理学は、人間の存在の真理があることを深く信じながら、また、学者はその真理を鋭く洞察し了解できると自ら思い込んでいながら、それが現実的に露わになる見込みはないと悲観してみせるのが常なのである。そのような精神病理学者の態度の根底には、治療一般をめぐる悲観主義ないしニヒリズムがあり、そうであるからこそ、終には治療不可能にとどまるとの認識に過大な重きが置かれ、今度はその類の諦観を支えるものとして人間の存在の真理の深遠なる難解さが引き合いに出されるといった具合である。狂気はそれほどまでに深く、したがって狂気論もそれほどまでに厳しいものにならざるをえないとする認識が、異様なほど愛おしまれるのである。このような事態を、神谷は、「人間学的文献の一部にみられる悲観主義と宿命論、疑いと探求の調子に、日本人の精神におのずから訴えるものがあるのは驚くにあたらない」[20]と評している。

神谷によるなら、人間学は、狂人を含めた人間一般の存在の基本構造を明かそうとするので、「一般に、人間学では精神障害者といわゆる健康者との間に、それほどきっぱりとした線はひかない傾向がある」。そのような理論的態度は、正常と異常を分け隔てなく捉える人間主義的な態度ではあるが、まさにそうであるから、「この流派の思考方法」には、「かなりの甘さと弱さ」がある[21]。神谷による批判は声低く語られており、明瞭に聞き取れないにしても、その内実は強烈である。

次に引いておきたいのは、東野芳明の一文である。これは、第二次大戦後に始まった脱病院化・脱施設化、一九五〇年代から始まった地域精神医療、一九六〇年代からの反精神医学運動、狂気に対する抑圧から狂気を解放することを理念とする文化運動がピークに達した一九七〇年代前半の動向を受けて、一九七五年に書かれ、『現代思想』の「総特集：精神分裂病――文明のなかの人間存在」に載せられたものである。

> だれもが、自分の中に、狂人たちのささやかなコレクションをもっている。／レストランで、トマト・ケチャップをがぶ飲みした青年、日比谷線の電車の中で、急にニヤニヤしてぼくに話しかけ、自分を変人と思うかとしつこく喰い下がってきた女。図書館で逆立ちをしつづけて追払われた中年

の男。／ぼくたちは、そんな無実な狂人たちを見ても、騒ぎまわる子供をしずめるように、シーッと言って追払ってしまう。自分の中から。〔……〕誰もが狂気をもつ権利があり、誰もが狂気を抹殺する権力をもつ。／自分の中の狂気を抹殺するとき、ぼくは、あなたは、「国家」の中にいる。／平和とは、現在所有しているものを、そのままに失いたくない者たちのための言葉である。平和の反対語は戦争ではない。戦争は、現在の所有しているものをもっとふやしたい者たちの言葉である点では、平和の類語にすぎない。平和の敵は狂気、平和の反対は革命なのだ。[22]

「自分の中」にあるのは、一つは「狂人」の「コレクション」であり、もう一つは「狂気」である。前者の狂人コレクションは、日常生活において遭遇し、それとして知覚され認知される狂人である。そのような狂人に対してどのような態度をとる（べき）かは、場合によりけりである。相手の話に耳を貸す場合もあれば、相手を関心外へと追い払う場合もある。それは、いくらかの共感といくらかの嫌悪が入り混じらざるをえない日常の一齣である。フーコーの表現を借りるなら、狂気をめぐる「取るに足らぬ年代記」（『性の歴史Ｉ』）の一齣である。それに対し、後者の「狂気」は、「自分の中」に押し隠されている。人間は誰でも、その狂気を解き放って公然と使用する権利があるし、同時に、その狂気を自ら抑圧して社会に適応する権利もある。前者は異常者として、後者は正常者として遇される。異常者は、国家の外に位置する。病院や施設に収容されているときだけでなく、地域の中で包摂されているときでも、国家の外部で生きている。正常者は、国家の内に位置する。健康なときも病気のときも十分に包摂されており、社会を支える主体として、国家の内部で生きている。この正常者は、平和の担い手であるだけでなく戦争の担い手でもある。私的所有や共同所有を保守するために平和を唱え、ときにその維持のために、ときにその増殖のために、戦争を厭うことのない市民であり国民である。それに対し、異常者は、所有の多寡を意に介さないという意味において、無産者である。経済成長も持続的成長も我が事とすることのない非市民であり非国民である。だから、異常者こそが、平和の敵であるだけでなく戦争の敵であり、平和と戦争を取り仕切る市民と国民が集結する国家に対して革命を引き起こすはずの主体である。とするなら、「レストランで、トマト・ケチャップをがぶ飲み」するような人間が増えるなら、そのようにして自分の中の狂気を解き放つ人間が増えるなら、国家=市民=国民は打ち倒されることになるはずである。そのように狂気の抑圧と狂気の解放をテーマとする「年代記」、それがたしかに夢みられ信じられた時代があった。「しかし」、いまや東野芳明は、その夢を信じ切ることができない。

しかし、この大衆情報社会では、狂気もまた、うすめられた偽薬としての役割をふられているのかもしれない。狂気は社会の中で市民権をもち、日常の中に浸透してしまった。日常人の狂気こそが、もっとも手ごわい問題として残る。芸術家の「狂気」の方は、檻の中の安全な見世物となり果てたのだろうか。(23)

芸術家の括弧つきの「狂気」は作品化される。そうした作品は、抑圧された狂気を解放し、隠蔽された狂気を表現=表出し、その限りで「狂人」のコレクションに並ぶ物として知覚され認知され観賞されるが、言うまでもなく、それは「安全な見世物」でしかない。そして、芸術家をはじめとする市民や国民の「自分の中」の狂気にしても、弱められた毒であり薬であるような「偽薬」として機能するだけである。人間であれば、誰でも風邪をひくことがあるように、そのことが健康を維持する上で不可欠な生命現象であるのと同じ訳合いで、ときにいくらか狂ってしまうことがあって、その少しばかりの狂気は、精神と身体を少しばかり毒して癒すだけではなく、国家＝市民＝国民のシステムに対するささやかな抵抗になるのであって、その限りで適度なガス抜きにもなる。これに対して、「もっとも手ごわい問題として残る」のは、「日常人の狂気」である。偽薬ではない狂気、毒することも癒すこともない狂気、毒されることも癒されることもない狂気、見世物になることのない狂気、芸術へ昇華することもなく生き方として作品化することもない狂気、それが「もっとも手ごわい問題」である。それは、「レストランで、トマト・ケチャップをがぶ飲み」するような「日常人」の狂気のことである。解放の夢とすでに無縁になっている人間の狂気、およそ芸術化も作品化もできない狂気、知覚され認知されるだけの狂気、その「コレクション」を作ったところで「取るに足らぬ年代記」にしかならない狂気、いま「われわれ」はそのような狂気に出会っていると、東野芳明は言い始めていたのである。

人間論の円環は、一九七〇年代に、たしかに破れ始めていた。それは、狂気の抑圧に対して狂気の解放を対置する革命的年代記の破産であり、狂人への支援が革新的で進歩的な意義を持つ時代の終焉であり、狂気の解放と狂人に付き従う者の解放とが連携することによる人間解放の理念の破綻であった。と同時に、そうした楽観的な夢の裏面に必ずや貼り付いていた悲劇的な人間観の破綻でもあった。思想潮流の名をあげて言いかえるなら、それは、無意識論、欲望論、主体性論、民主的人格論、力動精神医学、自我論的な精神分析、疎外論的な精神分析、人間主義的なマルクス主義、反省的な意識哲学、進歩主義的リベラリズム、それらの論理と倫理の破綻であった(24)。

そのような時期にあって、ガタリとともに『アンチ・オイディプス』で、狂気の年代記の過渡的様相を描き出していたジル・ドゥルーズは、一九七七年頃にフーコーに宛てた手紙で次のように書いていた。

自分は社会の除け者気取りの連中（ceux qui se dissent marginaux）に対する、ミシェル〔フーコー〕の嫌悪をぼくも共有する。狂気、犯罪、倒錯、麻薬といったものにあるロマンティスムは、ぼくにもだんだん耐え難くなっている。しかしぼくにとり、諸々の逃亡線、つまり欲望のアレンジメントとは、社会の除け者気取りの連中が作るものではない。反対にそれらの逃亡線は、一つの社会を横切っていく客観的な線なのだが、社会の除け者気取りの連中は、一つの社会のあちこちに身を据えて、環を閉ざし、とぐろを巻き、再コード化してしまう。だからぼくには、抵抗現象にステータスを与える必要はない。(25)

いまや「除け者気取りの連中」は、どんなに異常な振る舞いに出ようと、逃亡線を辿っていることにはならない。とするなら、いまや「狂気、犯罪、倒錯、麻薬」そのものさえも、逃亡線を辿っていることにはならない。ドゥルーズは、逃亡線は「客観的」であると書いている。言いかえるなら、それは「主観的」なものになっていないということである。客観的な逃亡線を辿る「主観」は消え去ったということである（「民衆は不在である」）。「抵抗」の主体など信ずるに値しないということである。ドゥルーズは、狂気を通して人間の存在の真理を見出すという人間論に、フーコーの後を追いながら、別れを告げているのである。

4 「世に棲む」

では、「もっとも手ごわい問題」として残る、「日常人の狂気」はどうなっているのであろうか。中井久夫は、退院後の（元）患者について、「世に棲む」ことができるなら、それなりに何ごとかがうまくおさまると書いている。

私は、いわゆる〝社会復帰〟には、二つの面があると思う。一つは、職業の座を獲得することであるが、もう一つは〝世に棲む〟棲み方、根の生やし方の獲得である。そして、後者の方がより重要であり、基礎的であると私は考える。すなわち、安定して世に棲みうるライフ・スタイルの獲得が第一義的に重要であると。「働かざる者は食うべからず」（パウロ）と人はいうだろうか。しかし、安定して世に棲みえない――そのような座をもたない――人に働くことを求めるのは、控え目にいって苛酷であり、そして短期間しか可能でないことだろう。(26)

その通りであろう。その通りではあるが、「世に棲む」といっても、どこに棲むというのであろうか。どこに「座」が設えられているのであろうか。その「座」は、病院や施設の外、漠然と地域や共同体と、あるいは居場所と呼ばれているところであるのだが、そこでは何が起こっているのだろうか。そこで狂気の姿はどうなっており、狂気の経験はどうなっているのだろうか。それはおそらく誰もが知覚しているかもしれない光景ではあるが、その限りでは、それについて取り立てて何か物を言い立てる必要もないのであるが、はたしてそれで丸くおさまるのだろうか。人間論的円環が破れて、狂気と狂人がかねての知と権力の内部におさまらなくなったとして、中井久夫のような人物が「世に棲む」ことを静かに肯定しさえすれば、それでもって丸くおさまるように見えてくるのは、どうしたことであろうか。[27]それにしても、(元)患者が棲む世は、どこか荒れ果てた場所ではないのかと疑われもするのだが、それでも、そうであるからこそ、(元)患者と幾ばくかの土地を耕し続けている人間がいる。その一人である根本俊雄の述懐を引いてみる。まず、回想の部分である。

「友の会」は、全国から寄せられた投書を手紙をまとめ、一九七四年に『鉄格子の中から——精神医療はこれでいいのか』を出版した。地域に何もない時代、政治の季節の風を受けたこの本には「告発」「反管理」「反差別」「解放」「闘争」「連帯」「団結」などの言葉があふれる。劣悪な精神医療と社会に向かって立ち上がった「患者」は熱く思いを語る。／しかし、今読み返すと、不思議な感じがする。物取り的な要求が皆無なのだ。強制入院や欠格条項の廃止、保安処分や病院の管理への批判はある。ところが、現在ならよくある要求、つまり障害年金や生活保護費を上げてほしい、就職へのサポートがほしい、退院できるように施設やサポートがほしいといった「専門家」への期待がまったくない。期待を抑制しているのではなく、もともと期待を生み出す視点がないことに気づく。[28]〔……〕座談会には党派性がなく、劣悪な社会環境への告発にもかかわらず、小気味よさがある。

ところが、続けて根本俊雄も述懐するように、病院システムと社会環境は「改善」し、専門家やサービスに対する「期待」がいや増し、供給側と消費側の双方に支えられて「制度」は大きくなってきた。この変化を主導してきたのは、「運動」であったかもしれないにしても、それはやはり「政府」

であった。根本はこう書いている。

この間、地域で気持ちよく暮らしたいという障害者の願いと課題に対して、政府の論理は変遷している。一九八七年までは〈精神科医療制度の課題＝人権問題〉が問われていた。それに対して、一九八七年から二〇〇三年まで政府なりのスタンスで〈精神科医療の充実と地域福祉の充実〉を図ったと言える。そして二〇〇四年からは〈障害者個々人の能力と意欲を支援するサービスの創出〉へと大きく変化した。[29]

障害者自身が「世に棲む」ことを願い、それに応じて、政府が「世に棲む」ことを支援してきたのである。そのような制度改革のおかげで、障害者と支援者は「世に棲む」ことができるようになった。この現代史について、根本は、こう判定している。

この三十年で一巡した気がする。世界を変えるという大きな物語と実利を追求する小さな物語。社会的な活動と技法の獲得。市民の側からの変革と専門性を求める心情。ぼくたちは今この円環の出発に立っている。[30]

たしかに一巡した。一巡して、「大きな物語」「社会的な活動」「変革」の人間論的な円環は破れた。そして今度は、「小さな物語」「技法」「専門性」の円環によって囲われ始めている。後者の円環の中で、世に棲んでいる。専門家も市民も、精神障害者たちがそのような円環に囲われておさまっていることを大いに歓迎している。そして、神谷美恵子のいう「社会・文化的精神医学」の後裔は、「人間学的アプローチ」の残骸を取り込みながら、まるでそのように囲われた世に棲む棲み方にこそ人間の存在の真理が密やかに現われ出ているかのように、しかもその真理は繊細な言葉遣いを操ることのできる繊細な心だけが感知できるかのように、振る舞っている。例えば、松本雅彦は、「昨今、分裂病のひそやかな生活ぶりを積極的に取り上げている論文が出るようになった。新しい動向として注目したい」として、[31]次のように書いている。

ヨーロッパでもこの日本でも、少数派ではありますが、小さな診療所で、共同作業所で、患者とともにあるあり方を求めて、「草の根」運動的なささやかな営みが普及しつつあります。そこには、社会の規範にのっとって患者を「治す」という強迫的な姿勢は、解消されつつあります。ここで実践されている、患者の「自閉」をゆったりと見守り、また患者の成長をゆっくりと待つ構えは、たとえ薄められた形ではあれ、反精神医学運動が私たちにもたらしてくれたものなのだと考えたいと思います。[32]

たしかに、精神科医がそれを言うかという思いはあるものの、[33]現在の世は、「薄められた形ではあれ」、反精神医学運動による達成であろう。それはまた、人間論的円環による達成であるとも言えるであろう。「薄められた形」の「ささやかな営み」の「ひそやかな生活ぶり」が、達成なのである。その通りであろう。そのことを否定する謂れは（少なくとも私には）ない。[34]しかし、誰もがそうであるように、いつも繊細な心で生きてはおられず、ときに別の見方をとらざるをえないときがあって、そのとき、世に棲む情景は、随分と荒れ果てた風景として見えてこざるをえない。赤松晶子は、一九六〇年代から始まった社会復帰の動向について、次のように回顧している。

一九八〇年代、経済大国をめざしての各企業の能率生産を主とした企業政策は、〝精神病の人たちは真面目で助かります〟と言っていた小企業の事業主の態度をさえいつの間にか変えていた。「ナイトホスピタル」として病院から働きに行くことを受けとめてくれる事業所は、東京都周辺の病院で、一時十か所を越えていたのが、わずか三〜四か所に縮小した。そのわずかな「理解ある」事業主のいる職場でも〝動きがのろい〟、〝水ばかり飲みに立つ〟、〝しょっちゅう休む〟などと言われ、辞めるしかなくなる。皆、服薬しており、その精神安定剤は気持ちを安定させてくれるが、二〇〜三〇kgぐらいの荷物を背負って山登りするぐらいの重さが身体に負荷されること、さらには、副作用として口渇を生じさせることなど事業主に説明し理解を求めるが、その自分たちの行為も次第に空しく宙に浮いてしまう。(35)

そのような事情を受けて、社会復帰は、必ずしも職場に復帰することではないとの理解が優勢になってくる。それは当然の理解ではあろう。復帰すべき「社会」は会社と等しいわけではないし、「社会的」な活動は労働と等しいわけではないからである。では、どうなったか。赤松晶子は、こう続けている。

その頃から、精神医療界では〝「社会復帰」って何だろう〟という疑問が出され、この厳しい社会状況の中で〝無理に働かなくてもいいよ〟と生活保護受給での「ブラブラ退院」がすすめられるようになった。各精神病院の周辺には「単身アパート生活者」が増えた。そのこと自体は閉ざされた病院での生活より自由ではあった。しかし、そこで自分なりに希望することを活かす生活が可能であったか？　彼等は出かける先もなく、結局退院しても病院にくるしかない日々を過ごす。〝能率、能率と仕事へかりたてられるより、自分なりのマイペースでやりたいことをしてゆこうよ〟と、「治療」者はそれがまるで「治療方針」の如くに言うことになるが、その言葉は発せられたと同時に崩れてゆく虚ろなものであることに気づかぬ人はいないであろう。(36)

無理に働かなくてよい。それをあえて言いかえるなら、無理に企業や労働を変えなくてもよいということである。マイペースでやりたいことをやる。それもあえて言いかえるなら、何であれ他からの命令に従わないということ、狂えという命令にも、そして、闘えという命令にも従わないということ、従わないようにさせるということである。赤松晶子が指摘するように、病院の外での自由に向かって、そのまま自由でいればよいとの語りかけは、虚ろなものでしかない。どうしてだろうか。いまは、こう考えておきたい。そのように語りかける「われわれ」自身が、その自由をどのように正しく使用するべきかをまったくわかっていないからである。自由の正しい使用法を自らがわからぬままに、「われわれ」は、労働への強制から、自由という名の怠惰への強制へと切り替えてきたのである。(37)

では、あらためて、現在についてどう考えるべきであろうか。人間論的円環の内部で繊細に探求したところでもはや得られるものはないからには、いまは「日常人の狂気」の外形だけを外面的にのみ考えることにしよう。

患者や元患者は世に棲んでいる。では、そこを指し示す徴表は何であると見なされているか。その一つは、明らかに貧困である。いま、狂気は貧困に隠れ潜んでいる。あるいは、そのように見なされている。もう一つは、明らかに犯罪である。いま、狂気は犯罪可能性に隠れ潜んでいる。あるいは、そのように見なされている。狂気は人間の存在の真理ではもはやなく、いまや狂気は貧困者や犯罪者の存在の真理である。あるいは、そのように見なされている。[38] そのとき、支援と総称される営みのすべては、狂気を隠している貧困や犯罪に対する監視や管理であらざるをえない。[39] 我妻夕起子は、こう書いている。

一九八五年、都では「小規模デイケア補助制度」を設け、援助を始めたことから、都内の病院のデイケアは少しずつ進みだし、当院でも採算の取れるものとして積極的になっていったのである。／精神医療での活動は全てが両刃の剣と言えよう。／デイケアも、必要としている人があるのは事実である。しかし、運営には費用がかかる。したがってその費用の出る制度を、との動きとなる。制度化するには、行政側にとってのメリットがなくてはならない。それが町で暮す「精神障害」者の監視と管理ということになる。／制度化され、お金が出るようになると、企業体である病院はそれでの儲けを考える。結果としては、それまではサークル活動を「お遊びではないか」とさえ言って軽視していたものが、デイケアの参加者をもっと増やせと言い出す。そして、人数を集めるため、さしてデイケアを必要としていない人までも病院へ結び付け、囲うことになる。自然に「外の世界」を変えることよりも、中での居心地のよさを整えようとしてしまう。患者さん自身も、外の拡がりを求めるより、病院に結び付いての「楽さ」に「安住」してしまう。これでは、部屋が病室からアパートに変わっただけで、内実は長期在院となんら変わらない[40]。

「行政側のメリット」は、治安と社会防衛以外にはない。かつての権力者は、権力者なりに人間論的円環の内部に入り込んで、治療を通して人間改造を夢みていたのであるが[41]、いまや権力者が精神－心理の専門家制度を維持する「メリット」は、治安と社会防衛以外にはなくなっている。世に隠れ潜む狂気に対する繊細な視線は、「企業体」のメリットを下支えしながら、そのような治安と社会防衛の視線と双対になっている。

いまや日常人の狂気は、社会化され社会病理化されている。その狂気は、少年非行、犯罪、性的犯罪、酒精、麻薬中毒、自殺、貧困、迷信、老人問題、離婚などに隠れ潜んでいると見なされている。逆に言えば、それらの社会問題や社会病理問題こそが、狂気の現われであると見なされている。そして、精神－心理の専門家は、そこに寄生する知識人もまた、そのことを見分けて対策をとることを旨としている。現在の繊細な心が、対象者の何を注意深く見守り何を記述しているのかを考えても、それは明らかである[42]。

振り返れば、狂気とは、何よりもその反社会性と非社会性によって知覚され認知されることではあった。いまは、そのことだけがあからさまに前景化しているのかもしれない。そのとき、狂気の行方をめぐる対決線も、少なくとも外形的にはおのずと定まってくる。

5　自由の正しい使用法

フーコー『狂気の歴史』は、乞食取締りを名目として浮浪する貧者を一挙に収容した「大監禁」時代から、言いかえるなら、その後、現在に至るまで自明視されている人間の分類をまったく無視するかのようにして浮浪者を一斉に収容した「大監禁」時代から始まり、とりわけその中から狂者を選り出し、狂者専用の精神病院を設置し、狂気を精神病理化して狂者を治療する精神科医が誕生して久しい現在に至るまでの歴史を描き出したものであった。フーコーは、精神病院の誕生から現在に至る歴史を支えてきたイデオロギーを「人間論」と総称したのであるが、実は『狂気の歴史』は、「大監禁」の時代が終わったものの、いまだ精神病院が成立していない中間的な過渡期の時期、人間論的円環が誕生する直前の時期について多くのことを書き付けてもいる。同時に、『狂気の歴史』は、精神病院が解体し、人間論的円環が終焉しつつある現在の動向を見ながら、現在については未来に向かう過渡期と見なしてもいる。そのような過渡期について、次のように書かれている。[43]

実際、「大幽閉」以来、初めて狂人は、再び社会的な人物となり、初めて人々は狂人と再び会話するようになり、再び狂人に質問するようになる。非理性が典型として再び現われる。そのことは大したことではないにしても、非理性は現われて、馴れ親しまれている社会の光景の中で徐々に位置をしめるようになる。〔……〕十七世紀末のリベルタンや放蕩者や乱暴者と同様に、彼らは狂人なのか病人なのか詐欺師なのかを述べるのは困難である。[44]

円環が破綻した過渡期にあっては、東野芳明が目にしたように、「レストランで、トマト・ケチャプをがぶ飲み」するような人間が、再びゆっくりと現われてくる。しかし、そのような狂人とも病人とも詐欺師ともつかぬ人間は、すでにさまざまな名称を付され、新たな分類を施され、多種専門家連繋なるものによって支援・監視・管理されながら、世に棲んでもいる。

こうして狂気は、一種の孤独（solitude）を取り戻した。〔……〕混乱した共同体である収容施設から徐々に狂気を脱却させて、中立的で空虚なゾーンによって狂気を包囲する孤独。(45)

世に棲む狂人は、自由になり、中立的で空虚な世に棲みながら、孤立する。それで済むならよいのであろうが、どうしたわけかそうはいかない。どうしたわけか、精神と心理の体制にあっては、狂人を自由にして孤立させても野放しにできないようなのだ。その点について、常にそうであるように、フーコーは権力者の側に焦点をあてて、こう書いている。

とりわけ狂気は、立法者を困らせた。立法者は間違いなく収容の終了を法的に認可できたが、社会空間のどんな地点に狂気を位置づけるか、監獄か病院か家族のどこに位置づけるべきか、もはやわからなかった。(46)

過渡期の精神－心理のポリスは、「優柔不断」である。「社会にとって有害」な狂人、「治療の見込みのない」狂人をどう扱うか。狂人用の施設はない。狂人を犯罪者と同じに扱うこともできない。病人と同じに扱うこともできない。家族に責任を委ねるべきか、あるいは地方自治体にどの程度関与させるべきか。収容するにしても費用は誰が負担するか。「再構造化の過程にあった社会空間のなかに狂気を位置づけることは困難」[47]である。

狂気は孤立し自由になったとはいえ、実際には、依然として「幽閉」されている。「狂人は、未決拘留中または受刑中の囚人、あるいは家族のない貧乏人や病人などと同じ境遇におかれている」。ただし、その幽閉の性格が分からなくなっている。大筋では二つの方向がある。一つは狂人を犯罪人と同じ仕方で処遇する施設を作ろうとする方向であり、一つは狂人を保護する家族の代わりとなるものを作ろうとする方向である。施設と家族を統合するようなものを社会空間の中に見出すことである。この点で、いくつもの「夢想」が提出されてきた。とくに労働を通して、道徳的に人間を作り変える計画である。こうした夢想の中で、狂気はその意味を変える。「狂気はもはや、無秩序・不規則・正体のわからない過失――国家を乱し道徳にもとる、人間のなかの混乱にほかならなくなる」[48]。

現在、狂気を幽閉する正当化事由について、もはや治療であるとは主張できないであろう。フーコーも指摘するように、かつて精神病院の内部空間に閉じ込めることには治療効果があると信じられたからこそ、精神病院はその命脈を保ってきた。ところで、いま、地域で生活することに治療効果があるなどと主張する専門家が存在するであろうか。精確に言いかえるなら、企業や学校や家族の内部において狂わざるをえなかったまさにその狂気を、それら害毒ある機関の外で、そこに復帰することを放棄して暮らすことそのことに治療効果があるなどと主張することができるであろうか。少なくとも、それは専門知による治療などではないことは確かであろう。にもかかわらず、狂気の可能性を幽閉しているのだとすれば、それを正当化する事由は、企業や学校や家族の秩序を守るためということ以外にあるはずがない。一般的に言いかえるなら、狂気を世に棲むように導く正当化事由は、治安・社会防衛以外にあるはずがない。発達障害や自閉症の定義に露わなように、現在の狂気は反社会性・非社会性で指標されている。狂気とは、何よりも反社会的で非社会的な振る舞いのことなのである。とするなら、秩序を掻き乱す狂気を保護し監視し幽閉する正当化事由は、治安・社会防衛以外にあるはずがない。「レストランで、トマト・ケチャップをがぶ飲み」する人間が、溢れんばかりの善意と誠意でもって、自由な孤立状態へと幽閉されているのは、そのような人間が「レストラン」の秩序を掻き乱すからにほかならない。だからこそ、「レストラン」でトマト・ケチャップをがぶ飲みしないようにする訓練程度のことが、これほどまでにもてはやされている。現在の正常人は、何としてでも「レストラン」の秩序を維持し社会を防衛しなければならないと懸命になっている。それは結構なことであるが、「レストラン」(的なもの)の秩序をいささかでも気味がわるいと感じた者であるなら、フーコーとともに狂気の力をあてにしたくなるはずである。

理性的人間によって整備された世界の中で狂気がどんなに自由であっても、理性的人間の精神と心情に狂気がどんなに近づいても、狂気は理性的人間にとっては対象以外のものではないだろう。〔……〕たしかに、新しい面を有する収容は、狂気に自由という贅沢を提供することができる。しかし、いまや狂気は農奴であり、その最も深い力を武装解除されている。(49)

この「深い力」は、吉田おさみのいう「起爆剤」になるはずのものであるが、いまや確かなことは、それを人間論の円環に回収することだけはできなくなっているということである。とするなら、「われわれ」は、幽閉された自由、孤立した自由、さらに野放しの自由の正しい使用法を考えてみなければならない。

あとがきに代えて――狂気の真理への勇気

精神の狂気から、行動の狂気へ

精神の狂気について、新たに考えるべきことは何もない。いま問題とされるべきは、行動である。それが一回であれ反復であれ、行動の狂気こそが問題である。いたるところで、大小強弱濃淡さまざまな形で立ち現われつつあるところの、狂った行動、奇怪な行動、奇矯な行動、逸脱した行動、奴隷的な行動、非合理的な行動、不自然な行動、非慣習的な行動、反道徳的な行動、背徳的な行動、ルールに反する行動、公序良俗に反する行動、正義に反する行動、民主主義に反する行動である。監視カメラとYouTubeに映し出されるのは、精神の狂気などではなく、行動の狂気だけなのである。

蓮實重彥は、その『ボヴァリー夫人』論において、エンマ・ボヴァリーの死後、シャルル・ボヴァリーが顕わにする行動の狂気に惹かれている。

ここで見落としてならないのは、「エンマの髪のにおいに満ちていた」という初夜の記憶にうながされるように、切られた髪を握るという触覚的な欲望がシャルルのうちに目ざめていることだ。それは、あくまで視覚的な対象としてあったはずの「頭髪」に対する完璧な――物理的、かつ精神的な――所有権の主張を意味している。あるいは、「意志」の意味さえも知らぬまま獰猛な「意志」

の人として振る舞い始めたシャルルの愚鈍さが、無自覚にテクストの主題論的な必然と同調し始めたというべきかもしれない[1]。

シャルル以外の人物の行動については、「その輪郭は満遍なく表象されており、であるが故に、彼らが何を考え、いつ、どのように振る舞いに及ぶのかが、過不足のない言語的な表象作用によって誰にも想像できるという物語的な状況が成立」するが、シャルルの行動だけは、「その獰猛な変容ぶりによって表象空間から逃れ、愚鈍とさえ呼べそうな猛々しい孤立によって物語を終わらせようとしている」。「エンマの死によって「シャルルは別人になった」のであり、話者ですらその思いきった行動を語るのに難儀せねばならないほどだ。「別人」になるとは、表象不可能な不気味さとして振る舞い始めていることを意味する」[2]。

ここにおいて「別人」のシャルルとは、行動の狂人である。そして、行動の狂人は、表象文化全般を終わらせかけているのだ。

レイシスト・愛国者の勇気

北原みのり・朴順梨は、『奥さまは愛国』において、在日朝鮮・韓国人に対するヘイトスピーチを実行する女性の行動に、ある意味で魅せられている。

いくら声をあげても届かない私の声。だから、声をあげ闘わなくてはいけない。そんな正義感を胸に仲間の女たちと手を取って、街に出かけること。それは強い勇気が必要な行為だ。しかも彼女たちは、自分たちのその街宣をYouTubeに掲載し、誰もが見られるようにしている。子供の顔だって隠していない。近所の人や職場の人が見たら一発で○○ちゃんのママだ、○○さんの奥さんだ、と分かるだろう。そんな〝リスク〟を冒しても、やらなければならない、闘わなければいけないと、真剣に考えているのだ。(3)

これに続けて、北原と朴が、レイシズム・愛国（主義）に対する態度とレイシスト・愛国者（主義者）に対する態度を区分しようとしていることは正しい。しかし、主義に対する批判も主義者に対する批判も通例の言論の範囲を出ておらず、およそ十分なものとはなっているようには見えない。少なくとも、通例の批判には、ある種の強度が足りない。そこで、ミシェル・フーコーを援用して考えてみる。

野蛮との闘争

あらかじめ、エドワード・サイードによるフーコー批判を振り返っておく。

フーコーは、それまでは、排除と監禁の対象となるがゆえに抵抗を余儀なくされた集団――犯罪者、詩人、追放者たち――によって体現された近代社会における対抗勢力について研究していたくせに、反体制的なものへの関心を捨て、権力はいたるところに存在するのである以上、個人をとりまく権力のローカルなミクロ物理学に集中したほうがよいとまで言いだすしまつである。この主張によれば、自己は、研究され、涵養され、必要とあらば、造型しなおされ、構成されることになる(4)。

まず確認しておくべきだが、ここでのサイードの情勢認識は、こうなっている。「西洋知識人」はアルジェリア・ヴェトナム・パレスチナ・イランにおいては脱(反)植民地闘争に参与してきたが、「闘争を支援する時代」の後には、「徒労と幻滅の時代が到来した」。実際、解放と革命を経た後の新体制は、ひとしなみに「野蛮」なものになってしまった。「かくしてテロリズムと野蛮行為登場。さらにまた、かつての植民地問題専門家登場」。いまや「西洋知識人」は、「彼らの領土をもう一度侵略することのほうが得策かもしれない」と考え始めているほどである。このサイードの情勢認識は正しい。では、行動の狂気たる「野蛮」に対処できるのは、人道的介入と正義の戦争なのか。もちろんサイードはそんなことは認めない。サイードは、「啓蒙の弁証法」の再版よろしく、人道と正義が野蛮を生み出しつつ自らも野蛮化する事態をよく見ていた。では、サイードは、昨今のコンセンサスに代わるオルタナティヴを出していたのか。私の見るところ、出そうとはしたが出せてはいなかった。では、フーコーはどうであったのか。

言語の狂気

フーコー『狂気の歴史』では、狂気の経験とは何よりもまず言語の狂気の経験である。

根本的には、狂気は以下の限りにおいてのみ可能であった。すなわち、主体が自分自身の狂気について自ら語ることを許容し、自己を狂人として構成することを許容するような、そのようなゲームの空間（espace de jeu）、そのようなゲームの余地（latitude）が狂気のまわりにあった限りにおいて可能であった。(5)

狂った言語を発することによって他人から承認を調達しつつ自己を狂人として構成することが可能である限りで、狂人は「自由」である。だからこそ、「狂人の自由、ピネルやテュークが狂人に与えたと思っていた自由は、長きにわたって、狂気の実存の領域に属していた」ということにもなる。言うまでもなく、この自由は逆説的であったり一時的であったりするわけだが、そこで重要なことは、このゲームの空間において、〈私（お前）は狂人である〉という真理をめぐるゲームが成立してくるということである。人は、狂った言語を駆使することによって、おのれが狂人であるとの真理を語ることができる。それはちょうど、人が理性的言語を駆使することによっておのれが理性的主体であるとの真理を自己確信し相互承認されるのと同じことである。言語の狂気のゲームは、超越論的で相互主観的な自由を基礎とする言語の理性のゲームの双対になっているのである。

しかし、言うまでもなく、経験的には、さほどクリアではない。理性的主体で構成されるはずの民主主義における言論は、嘘・錯誤・馬鹿話で溢れかえっている。民主主義の言論ゲームは必ずや汚染され不純になるわけだが、それと同じように、言語の狂気のゲームも種々の言動によって汚染され不純になる。それは周知のことであるが、フーコーがわけても注目するのは、ゲームが不純になるとしても、それでも〈私（お前）は狂人である〉という真理は超越論的にも経験的にも機能し続けているということである。そこからの帰結を一つだけ辿っておくなら、その真理は、人間の真理を明かすものとして機能する。言語の狂気を通して、人間の言語の真理が明かされるといった具合に、である。

いまや、狂気を通してこそ、人間は、その理性の領域においても、自分自身の眼で見ても具体的で客観的な真理になることができるだろう。人間から真の人間への道程は、狂気の人間を経由するのである。(6)

光が可能であるのは、狂気の夜の中においてでしかない。その光は、それが暗闇を払いのけて消すとき消失してしまう。〔……〕今日では、人間は、狂人は存在し、かつ、狂人は存在しないという狂人の謎においてしか真理を持たない。そして、それぞれの狂人は自己のうちに人間の真理を保持し、かつ、保持しないのであって、この人間の真理は、狂人の人間性の下落において裸にされるのである。(7)

仮にヘイトスピーチの分析を通して、レイシストの、ひいては「われわれ」の真理を見出すことができると想定されているのなら（レイシストは「われわれ」の鏡像である、愛国者にとってのニッポンは対象a

である、等々)、「われわれ」は依然として、狂気の真理の歴史の内部にとどまっていることになる。先のサイドによるフーコー批判は、そこから発せられていたと解することができよう。

スキャンダルとしての狂気

ところが、ここが肝心なことだが、フーコー『狂気の歴史』は、この歴史の終焉を見通そうともしている。フーコーによるなら、「悖徳症(folie morale)と偏執狂(monomanie)」は、司法・精神医学にとっての「スキャンダル」として立ち現われるのだが、同時に、言語の狂気の経験にとっても「スキャンダル」となる。どうしてか。

悖徳(背徳)症は、「妄想(délire)なき狂気」である。妄想を伴わないとは、狂った言語を発しないということである。すなわち、自らが狂人であると宣言したり告白したりする言語、その承認を求める言語を発しないということである。にもかかわらず、背徳者が狂人と見なされるとするなら、狂気をめぐる旧来の言語ゲームは破れていることになる。そして、偏執者は、妄想を伴わずその知力も冒されていないにもかかわらず、その行動だけでもって狂人と見なされる。とするなら、偏執者の行動の狂気は旧来のゲームでもって捌けるようなことではなくなる。

ピネルがラ・サルペトリエールで観察することができたことだが、何人かの精神疎外者(aliénées)は「常に知性の損傷を示さず、あたかも情動能力だけが損傷を受けているかのごとく、一種の暴虐本能によって支配されていた」。またエスキロールは、「部分的狂気」の一つとして、「知能の変化をその特徴とはしない」としても、「行動の無秩序＝障害（désordre）」だけが観察されるような狂気をあげている。〔……〕一方では、理性の領分では何の徴候も有さない狂気が問題になっている。この意味では、狂気は全面的に隠れている。どんな非理性も欠如しているためにほとんど不可視化されている狂気、狂人の魂の中にこっそりと実在し回転している無色透明な狂気。内在性の中の内在。「このような狂気は、表面しか見ない観察者にとっては精神疎外者にはまったく見えない。〔……〕それだけにますますかれらは有害で危険である」。ところが他方では、極めて秘かなこの狂気が実在するのは、それは客観性へと爆発するが故にのみである。すなわち、暴力、行為の暴発、ときに殺人。[8]

一九世紀の精神医学者も文学者も、スキャンダラスな行動の狂気に惹かれていく。「他のすべての点ではまとも（raisonable）」であるが、たった一点だけで狂い、その行動を終えてしまうや「正常」に戻るような狂人によって掻き乱されながらも魅せられていく。ちょうど「われわれ」が、レイシストや愛国者やテロリストやハラスメント行為者や行為障害者や発達障害者や自閉症者に掻き乱されながらも魅せられてお喋りを止められなくなっているように、である。そして、「われわれ」は、「グロテスク」な民主主義的言動を撒き散らしながら、潜在的な行動の狂人の「包摂」に努めては、「ペスト」管理型権力を行使している。[9] では、ここでどうすればよいのであろうか。フーコー晩年のテクストについて十分に知ることのないまま論難していたサイードのことは措いて、最後のフーコーの足跡を辿ってみよう。

パレーシア

フーコーの最後の講義録である『真理の勇気』によるなら、パレーシアとは、語源的には、「すべてを語ること」、「何を前にしても尻込みせず、何も隠すことなく語ること」である。[10] したがって、ヘイトスピーチもパレーシアである。そう認めておかなければならない。そして、フーコーは、パレーシアが存在するには、「ある種のリスク」を冒す必要があるとする。

パレーシアがあるためには、真理を語る際に、相手に不愉快な思いをさせたり、相手をいらだたせたり、相手を怒らせたり、極端な暴力へと至ることもあるいくつかの行いを相手の側に引き起こしたりするリスクを開き、それを設定して、それに立ち向かうことが必要なのです。したがってそれは、暴力のリスクを冒す真理です。[11]

パレーシアには「自分自身の生命を危険に晒すことさえある」からには、「勇気」が必要になる。他方、それを聞く側にも同様の「勇気」が要る。

パレーシアとは、語る者における真理の勇気、つまりすべてに逆らって自分の考える真理のすべてを語るというリスクを冒す者の勇気であると同時に、自分が耳にする不愉快な真理を真であるとして受け取る対話者の勇気である、ということになります。[12]

言うまでもないが、パレーシアを行使するパレーシアステースは、知や徳の教師、職人的な技術者、預言者、賢者のことではない。「誰もが、そして私自身よく知っていることですが、教えるために勇気を持っている必要など誰にもありません」[13]。では、パレーシアステースとは誰なのか。「反感、争い、憎しみ、死のリスク」を冒しながら真理を語る者である。では、パレーシアステースは何について語るのか。「エートス」について、倫理、生き方について語る。したがって、レイシスト・愛国者は、パレーシアステースであると認めておかなければならない。では、パレーシアステースがそれとして立ち現われてくる場所は何処であるのか。

民主主義は、「民衆に気に入られる人々、民衆が望むことを語る人々、民衆に追従を言う人々」で溢れかえっている。たしかに民主主義は、万人に言論の自由と発言の機会を与えることによって、「すべてを何でも語る」パレーシアに対してもその場を与えるように見える。しかし実は、パレーシアは民主主義に場を持ってはいないのである。「民主主義は、真なる言説の場所ではありえない」。何故か。フーコーによるなら、パレーシアは、「僭主」に対して向けられることであるからである。また、「僭主」の追従者である「廷臣」や「民衆扇動家（デマゴーグ）」に対して向けられることであるからである。しかも、民主主義の腐敗を体現する連中からの憎悪や弾圧を覚悟しながら勇気をもって真理を語ることであるからである。それは民主主義を救うために行われるのではない。そうではなくて、民主主義の外部で、新たな別のエートスを創設するために行われるのである。だから、レイシストにして愛国者であるパレーシアステースとの闘争においては、僭主とそれに追従する多数派にとってスキャンダルともなる行動の狂気を示すようなそのような生存のスタイルを打ち出さなければならない。ある主義者に対して、一個の主義者として屹立しなければならない。フーコーは、キュニコス主義者の生き方をその典型・形象として取り出してみせる。

キュニコス派は、世界の物事のなかで人間に対して味方となりうるものと敵となりうるものを見定めるために、人間の前線を越えて、偵察者として前方に送られるのです。〔……〕それゆえに、偵察者として送り出されるキュニコス派の人物は、避難所や休憩所を持ちえず、祖国すら持ちえないでしょう。それは、彷徨の人であり、人間の前方を駆け足で進む人なのです。そしてその彷徨の後、つまり、人間の前方を駆け足で進み、十分に観察してそのカタスコポス［スパイ・偵察者］の任務を果たしたその後で、彼は戻って来なければならない。真理を告げるために、真の事柄を告げるために、彼は戻ってくるでしょう(14)。

フーコーも示唆しているが、(元)兵士や(元)革命家はそのカタスコポスの候補になる。言うまでもなく、イラクに派遣された自衛隊員、とりわけ帰国後に自殺した自衛隊員はその候補になる。また、ガザ地区に入り込む報道人、公道で焼身自殺を図る平和主義者、辺野古に結集する活動家、福島の原発労働者もその候補になる。そしてまた、レイシストにカウンターをかけるだけでなくオルグもかける胆力のある活動家はその候補になる。フーコーによるなら、必要なのは、それが生存のスタイルとして立ち現われること、腐った民主主義者に対抗する生き方になること、要するに、行動の狂気の自由を体現することである。過去のキュニコス派の場合はこうであった。

キュニコス派、それは、杖を持つ人、頭陀袋を持つ人、マントを纏う人、サンダル履きあるいは裸足の人、髭もじゃの人、薄汚い人です。それはまた、彷徨する人、どこにも溶け込まない人、家も家族も家庭も祖国も持たない人であり、物乞いをする人です[15]。

そのようなスタイルは、失うものが何もないと示すことで、自由に真理を語るための条件を兼ね備えていることを体現しているのである。

真理の闘争

そして、フーコーは、「歴史貫通的なキュニコス主義」があると宣言する。

真理のスキャンダルにおける生の形式として理解されたキュニコス主義、これが、今度はもはや宗教的制度や宗教的実践のなかにではなく、政治的実践のなかに見いだされるように思われます。ここで私が考えているのはもちろん、革命的運動のことであり、少なくともそうした運動のいくつかのことです。〔……〕生を革命的活動として、あるいは逆に革命的活動を生として、定義し特徴づけ、組織し、規則づけるやり方を、便宜上「戦闘的態度」と呼ばせていただけるなら、革命的生としての戦闘的態度、全体的にせよ部分的にせよ革命に捧げられた生としての戦闘的態度は、十九世紀およびニ十世紀のヨーロッパにおいて、三つの大きな形態をとったと言えます[16]。

第一に「秘密結社における革命的生」、第二に「組合組織」や「政党」における「戦闘的態度」であるが、「私が興味深いと考えているのは第三の形態」であるところの、「生存のスタイルという形態における生による証言としての戦闘的態度」であるとして、こう述べられている。

この生存のスタイルは、社会のしきたり、習慣、価値と真向から対立するもの、対立すべきものです。そしてそれは、その可視的形態によって、また、その恒常的な実践とその無媒介的生存によって、真の生としてのもう一つの具体的な可能性とその自明の価値を、直接的に表明しなければなりません。(17)

フーコーによるなら、その歴史的な事例は、ロシア・ニヒリスト、アナーキスト、テロリスト、極左主義者、芸術家である。「真理のために死に至る生の実践」、「真理のための勇気を、いわば劇的ないし常軌を逸したやり方で極端化する」こと、「そこで命を失うに至るまで、あるいは他の人々の血を流させるに至るまで、真理へと向かい、真理を表明し、真理を輝かせる」こと、そして、それを僭主とその追従者たちへ向ける真理の行動として立ち上げること、しかも「生存」のスタイルとして、行動の狂気の真理の証言として立ち上げること。一つのヘイトスピーチ＝パレーシアに対抗するパレーシア、一つの行動の狂気に対抗する行動の狂気とは、そのようなことである。

注

第1章

（1）当時の時代精神の証言として個人的回想を記しておく。一九六七年からの中学時代、私は精神科医になることを志望していた。当時は、理系の「人気」進路先は理学部から医学部へ移りつつある時期であり、なかでも精神科医は魅力的に映っていたのである。これは、狂気をテーマとする思想や文学が若い世代にも届くようになっていたことと無縁ではなかった。一九七〇年に高校に進学し、aliénation の二義（「狂気」と「疎外」）や、privé の二義（「私的」と「剥奪された」）が強調される時代精神の中で、狂気よりは政治へ、あるいはむしろ、狂気（から）の解放を包括するはずの政治へ関心を向け進路も変えていった。当時の医学生とは異なり、一介の中高生であればこそ簡単に進路を変更できたわけではあった。

（2）学会改革運動と反精神医学を検証抜きに重ね合せる歴史観が流通しているが、それは回顧的な錯覚、あるいは半意図的な誤認、あるいは単なる無知である。

（3）それは先進諸国の歴史研究においても同様である。米国の脱施設化・脱病院化の過程についても、西欧・南欧諸国の「反」精神医学・「反」精神医療の所在についても著しい偏見が流通している。それを正していくのは膨大な作業にならざるをえない。ここでは米国に関して、参照文献を二つだけあげておく（Castel, 1982; Johnson, 1990）。

（4）ここでは、精神医療史の通説的理解についてはいちいち反論しない。また、当時の精神障害に関わるさまざまな運動の内部的／相互的な相違・対立にも触れない。また、法制度の変遷の叙述の際に必ず言及する慣行になっているライシャワー事件・中村病院事件・宇都宮病院事件などの事件史にも触れない。そして、自己批判・自己否定を実践しようとした人々にも触れない。次の記録・証言のみをあげておく（藤澤、一九八二）。ここでは、それらを括弧に入れなければ見えてこない歴史を見ていく。

（5）第七回国会・衆議院厚生委員会議事録第二二号（一九五〇年四月五日）。引用に際し、仮名遣いは改めてある。傍線強調および〔 〕内は引用者による。また、／は原文では改行箇所にあたる。以下の引用文においても同じ。

（6）自傷者の「潜在」数を考えてもみよ。また、他害事件の多くは家族内で起こされるが、そのうち精神障害が関わる事件の「潜在」数を考えてもみよ。今日の概念でいうなら、「応急入院」を要する「潜在」数を考えてみよ。常にそうであるが、その数は過剰に見積もられるものだが、少なくともその顕在数はさほど多くはない。

（7）第四八国会・衆議院会議録第一九号（一九六五年三月一八日）。なお、『精神保健福祉行政のあゆみ』にも同文が引用されている（精神保健福祉行政のあゆみ編集委員会、二〇〇〇、六一九 - 六二〇頁）。

（8）だからこそ、一方では、国公立病院や「指定病院」を離れた〈現場〉へ散開したとは言える。他の分野の学生活動家が、国公立ではない教育や福祉の〈現場〉へ散開したように。他方では、「診察拒否」にまでいたらなかったものの、これは想起されるべきことだが、措置入院制度と鑑定医制度に対する散発的な抵抗はあった（日本精神神経学会、一九七四ａ）。

（9）ただし、これも想起されるべきことだが、老人医療費も含め医療費の「無料化」に対しては重要な反論が提出されていた（日本精神神経学会、一九七四ｂ）。

（10）その立場を問わず、病院の改良運動に向かったということについては、以下の病院名を並べておけば諒解できるだろう。「ゆきぐに大和総合病院」、「諏訪中央病院」、「柳原病院」、「みさと健和病院」等々。

（11）この錯綜ぶりが見られるのは小澤（一九七三）。小澤は「適応論」を否定しながら、己の実践には数多くのその「成功例」が「残念ながら」あると書く。この類のシニカルな反省性が、後の大学の研究教育を形成していくのである。

（12）社会防衛は精神医療体制を正当化するおそらく唯一の根拠である。自傷他害の予防は本質的に社会防衛・家族防衛であって、自傷他害の予防そのものだけでもって精神医療全体を正当化できるはずがない。ところが、しばしば精神科医などは、自傷・自殺の予防をもって精神医療の正当化を企てる。ところが、いかに警察的に管理強化しようと自傷・自殺を防ぎきれるものではないということより、自傷・自殺の予防だけでもってこれほど過剰になっている精神衛生の体制を正当化できるはずがない。そこで、精神科医たちは、自分たちは「おせっかい」であるとか、自分たちは「他者のためのケア」を務めとするなどといった個人道徳的な動機を持ち出す。そのように二者関係にすぎない「治療的関係」を持ち出すことによってしか精神医療体制を正当化できなくなっているのである。しかし、だからといって、それをパターナリズムであるとか介入主義であるとか批判しても仕方がない。あげて問題は、現在においても社会防衛と家族防衛を本質とし政府と独占資本に寄与する精神衛生の体制そのものに存するからである。

（13）なお、精神障害児の「コロニー」政策に対しては、「人目のつかないところでノビノビさせる」ものにすぎないとして批判が出されていた。ただし当時、それへの反批判も〈内部〉で出されており、批判者の側にしても脱施設化において一致していたわけではない。

（14）討論集会では、森山公夫が、「技術論的」捉え方を批判して「この学会の解体の可能性も考えてやるべきである」と発言しているが、この討論記録の限りでは、その解体の可能性の論拠をまったく述べていない。

（15）児童精神医学会でもその動向は変わらない（堀、一九六九、一一頁）。なお、日本臨床心理学会については独自の歴史があるので、ここでは、一九七一年一一月二七日・二八日に開催された日本臨床心理学会臨時総会に簡単に言及しておく。臨床心理学会は、最もその専門性について問い詰めていった学会である。それは、臨床心理士の国家資格化をめぐる長い議論の歴史があって、この時期には、臨床心理の専門性そのものに対する「告発」がなされるからである。そして、専門家自身が、自らの専門性をその対象者によって「告発」されていると捉えるようになっていく。そのとき絶えず参照される場面が、就学相談業務である。その業務そのものが障害児の差別・選別であるとして、その専門性を担保すると見なされる心理テストなどの技法そのものの差別性が告発されていく。この臨床心理学会の〈精神〉が、一九七〇年代の精神や心理に関わる社会運動を規定していくことになるが、その「反」「脱」の再検討は措きたい。なお、臨床心理学会に「患者」が参加し発言したことが記憶されているが、第七〇回精神神経学会（一九七四年）にも精神病院患者殺害問題で元患者と家族が参加し発言していることも想起されるべきである。そこでの精神科医も「告発」を受けているのだがその内実の検討もいまは措きたい。

（16）この過程は、いわゆる「医療の傘」論が退けられ破綻していく過程でもある（伊藤、二〇〇九）。浅野弘毅はこう書いている（浅野、二〇〇二、九六頁、一〇八頁）。「もはや今日では、精神障害者を生涯にわたり「医療の傘」のもとに置くべしという主張は実践によって乗り越えられている」。「地域作業所に代表される地域リハビリテーション活動の発展とともなって、医療の対象としての病者から、福祉の対象としての障害者へと見方が変わっていった」。この精神障害概念の変容は精神疾患概念の変容も伴っており極めて重要であるが、別の検討を要する。

第2章

（1）公立と私立は同じ法制度の下にあり、多少の役割分担は見られるものの、両者を殊更に区別する必要はない。

（2）精神病院の廃墟は撮影やツアーの格好の対象となっている。

（3）George W. Dowdall, *The Eclipse of the State Mental Hospital: Policy, Stigma, and Organization* (State University of New York Press, 1996). 一八九〇年のニューヨーク州年次報告書は次のように書いている。「アサイラムから病院への名称変更は、時代の進歩を印す一歩である。〔狂人アサイラムという名称への嫌忌が増してきたことへの対処という〕感情問題でしかないと思う向きもあろうが、それ以上に重要なことなのである。〔……〕病院なる語に伴っているのは、避難と単なるケアの場所という観念というよりは、病人の治療という観念である」(cited in p. 90)。アサイラムは、避難と「単なる」ケアの場なのである。アサイラム（asylum）（アジール（Asyl）、アジル（asile））は、網野善彦『無縁・公界・楽』（一九七八年）にいう無縁所の系譜に位置している。以下、歴史的用語は引用符抜きで使用する。訳語については、引用文献の文脈に応じて変えることがある。

（4）フーコーによる時代区分はいくらか揺れているが、『精神医学の権力』のある箇所では、一九世紀の最初の二・三〇年を「原‐精神医学（proto-psychiatrique）」の時代、一八三〇‐四〇年代をアサイラムの建設時期としている。ミシェル・フーコー『精神医学の権力』（慎改康之訳、筑摩書房、二〇〇六年）：Michel Foucault, *Le pouvoir psychiatrique : Cours au Collège de France 1973-1974* (Seuil/Gallimard, 2003) 三三頁：p. 27。これはフランスの時期区分であり、米国はそれにやや遅れていた。

（5）シャーマン、「世間師」（宮本常一『忘れられた日本人』［一九六〇年］参照）、等々である。いわゆる民間療法・素人療法に限られないことに留意されたい。時代・文化の違いを問わず、医療・施療にあたる宗教施設は「公的」に制度化されている。

（6）橋本明『精神病者と私宅監置——近代日本精神医療史の基礎的研究』（六花出版、二〇一一年）七頁。

（7）橋本明編著『治療の場所と精神医療史』（日本評論社、二〇一〇年）。大規模精神病院がおおむね数十年で転用や閉鎖に向かうのは、身も蓋もない言い方をするなら、死亡退院までとどまる滞留者が増えていくために「行政管理的」に成り立たなくなるからである。いずれ必ず、何らかの対応を迫られるのである。この点での「証言」は多い。むしろ、アサイラム創成期から、慣例化している。最近では、浦河赤十字病院について、中村かれん『クレイジー・イン・ジャパン——べてるの家のエスノグラフィ』（石原孝二・河野哲也訳、医学書院、二〇一四年）三二頁、一〇四頁。この点での実証的研究は少ないが、次のものがある。高谷育男・中井久夫・住野公昭「精神病院における沈殿現象とその動態：兵庫県一地域における定量的研究」『神戸大学医学部紀要』第五八巻（一九九七年）。施設や個人への公的支出が「沈殿」を生み出す要因の一つである。

（8）E・ゴッフマン『アサイラム——施設被収容者の日常世界』（石黒毅訳、誠信書房、一九八四年）：Erving Goffman, *Asylums: Essays on the Social Situation of Mental Patients and Other Inmates* (Anchor Books, 1961) 三八六頁：p. 384。この書は、大規模「精神病院」の末期を描いており、本文に語「アサイラム」は登場していないようである。

（9）治療であれ相談であれ、その効果にバラつきが目立つようになるだろう。カーネマンのいう「少数法則」である。ダニエル・カーネマン『ファスト&スロー（上）』（村井章子訳、早川書房、二〇一二年）「第10章」。私の理解では、フィンランドにおけるオープンダイアローグの「成功」は、それが対象とする急性期については昔からよく知られていた経験の繰り返しであるとともに、それまでの当該地方の一律の処遇制度から小規模プロジェクトへの変更に伴う偶発的効果である。「平均回帰」の一局面であるとも言える。この点について、次を参照せよ。ロバート・ウィタカー『心の病の「流行」と精神科治療薬の真実』（小野善郎監訳、福村出版、二〇一二年）五〇四−五一四頁。

（10）フィリップ・ピネル『精神病に関する医学＝哲学論』（影山任佐訳、中央洋書出版部、一九九〇年）：Philippe Pinel, *Traité médico-philosophique sur l'aliénation mentale, ou la manie* (1800) 八八−八九頁：pp. 95-96。

（11）フーコー、前掲書、一二五−一二六頁：p. 103。誤解してはならないが、規律権力は人を狂わせたり病ませたりするのではない。そうではなくて、人を治すのである。そのことを社会への再適応にすぎないこととして貶める必要はない。保養院・アサイラムが早期退院と社会復帰だけを目標とし、それ以上を目指していないことは悪いことではない。実際、それ以上のことを目指すほうが、どうかしている。

（12）フーコーとともに強調してよいのは、そこで伝統的な薬物療法や身体療法は行われていたものの、アサイラムが可能にする「真理」は治療効果に対し何の寄与もしていないことである。なお、フーコー自身は、治療機能について、現実性と現実的なものを区別してやや難解な議論を展開しているが（前掲書、一六一−一六二頁：pp. 131-132、三一二−三一三頁：p. 252)、その点は措く。

（13）訳語は定まっていない。ここでのモラル（moral）は、身体的なものとの対比で精神的なものを指しているので「精神療法」「心理療法」と訳してもよいのであるが、しかし、精神的なものに影響を及ぼす社会的なものや環境的なものもモラルと称されており、その訳語では狭すぎる。ここでは「モラル」のままとしておく。モラルトリートメントについてのバランスのとれた説明としては、Anne Digby, "Moral treatment at the Retreat, 1796-1846," in W. F. Bynum et al., eds., *The Anatomy of Madness: Essays in the History of Psychiatry, Volume II, Institutions and Society* (Tavistock, 1985). なお、モラルトリートメントは、古代以来の「情念（パトス）の治療法」の系譜にある。

（14）François Leuret, *Du Traitement Moral De La Folie* (1840), pp. 4-5. ルーレは、隔離が社会防衛的・家族防衛的な措置であることも認めている（p. 164)。

（15）*ibid.*, pp. 67-68, pp. 185-186. この点で、ルーレはイタール（Jean Itard）の仕事を引き合いに出して白痴（idiot）に対する教育に効果があるのと同じであるとしている（p. 154)。なお、音楽の場合、演奏は併設する盲人施設の盲人に依頼していたようである（p. 177)。ルーレの同書の最後で詳しく取り上げられるのがデュプレ（Dupré）のケースである。これはフーコーが何度か取り上げて有名になった。ミシェル・フーコー『悪をなし真実を言う——ルーヴァン講義1981』（市田良彦監訳、河出書房新社、二〇一五年）：Michel Foucalut, *Mal faire, dire vrai* (University of Chicago Press, 2012) 二〇−二五頁：pp. 1-4など。

（16）Bockven, Sanbourne, "Moral Treatment in American Psychiatry," *Journal of Nervous and Mental Disease*, 124, 1956. Joseph P. Morrissey et al., *The Enduring Asylum: Cycles of Institutional Reform at Worchester State Hospital* (Grune & Stratton, 1981). 時期は下るが、D. Healy, "Psychiatric bed utilization," *Psychological Medicine* 31, 2001. D. Healy, "Service utilization in 1896 and 1996," *History of Psychiatry* 16, 2005. 一九世紀前半、退院率としての治癒率を引き上げる競争が行われていた事情もある。この点について、再入院率・再発率の上昇の可能性を指摘して批判する向きもあるが、そもそも身体の病でも「完全」治癒などないことになっていることに思いをいたすべきである。

（17）Julius F. Miner, "Providence Insane Asylum," *Buffalo Medical Journal* 3 (1863), cited in Dowdall, *op. cit.*, p. 55.

(18) 木村敏『新編　分裂病の現象学』（ちくま学芸文庫、二〇一二年）三〇七－三〇八頁。引用箇所は論文「精神分裂病論への成因論的現象学の寄与」（初出、一九七二年）の冒頭部分。

(19) 荻野恒一「分裂病の状況分析」（土居健郎編『分裂病の精神病理』第1巻、東京大学出版会、一九七二年）が、「クレペリンやブロイラーが取り扱った分裂病者たちが、どのような状況に在ったか」と問いを立てていた。

(20) 西丸四方『心の病気』（創元こころ文庫、一九七五年／二〇一六年）一一二－一一三頁。この「三分の一」推測は、オイゲン・ブロイラーの息子であるマンフレート・ブロイラーによる調査などに基づいて伝承されている語りである。Manfred Bleuler, *Schizophrenic Disorders: Long-term Patient and Family Studies*, translated by S. M. Clemens (Yale University Press, 1972/1979).

(21) 同書、一九八頁。ここで西丸四方のいうコロニー、アサイラム的なコロニーの最近の典型例が、べてるの家である。

(22) 松本雅彦『日本の精神医学　この五〇年』（みすず書房、二〇一五年）一八六頁。

(23) したがって、いまや精神分裂病・統合失調症は歴史の対象へと還元されるべきである。思想史・概念史研究は多くなってきたが、次のものは比較的優れている。Jonathan M. Metzl, *The Protest Psychosis: How Schizophrenia Became A Black Disease* (Beacon Press, 2009).

(24) このような事情の故にと言うべきか、哲学の断片をあてがうだけの書き物ばかりとなっている。

(25) 松本雅彦「「精神分裂病」はたかだかこの１００年の病気ではなかったのか？」『精神医療』（第４次８・９合併号、一九九六年）八四頁。

(26) すでに藤縄昭が指摘していた。「この精神分裂病という疾患類型が、既述のように、あまりにも茫漠としたものとなり、わたしはいまいちど精神分裂病概念を放棄して、内因精神病のより細分化された疾患類型を記載してゆくことによって、――それはクレペリン以前に帰ることになるが――、新しい疾病概念の把握へ新しい途が拓かれて行くのではないかと考えた」（藤縄昭「精神分裂性疾患の細分化について」臺弘・土居健郎編『精神医学と疾病概念』［みすず書房、一九七五年／二〇一〇年］二三六－二三七頁）。おそらく、その「新しい途」はない。

(27) グリージンガー『精神病の病理と治療』（小俣和一郎・市野川容孝訳、東京大学出版会、二〇〇八年［原著、一八六七年］）一四八頁。

(28) 同書、三〇九頁。

(29) 同書、三六一－三六五頁。長く引用したのは、べてるの家における「自己病名」にまつわる実践を想起しておくためである。「精神バラバラ状態」「人間アレルギー症候群」「統合失調症サトラレ型」「統合失調症全力疾走型」などの自己病名は、アサイラム的でコロニー的な場所における対処法も含意しており、症状論的で実践的な命名になっている。似たような叙述は、一九世紀の精神医によくみられる。例えば、モノマニーについて、Etienne Esquirol, *Maladies mentales considérées sous les rap-*

ports médical, hygiénique et médico-légal tome I, 1838, pp. 364-365. そして、このような狂気の知覚経験を idiot のそれに類比する「証言」が多いことに留意しておきたい。例えば、ピネル、前掲書、一六七頁：p. 208。

(30) 現時点でも次の論文は妄想論では傑出している。笠原嘉・藤縄昭「妄想」（初出、一九七八年）（笠原嘉『精神病と神経症』第二巻、みすず書房、一九八四年）。そこには「妄想と平和共存しながら生きる人間」という語句も読める。精神医学史的には、さしあたり、パラノイア論争を見越した次のものを見よ。G. E. Berrios, "Obsessional disorders during the nineteenth century: terminological and classificatory issues," in W. F. Bynum et al. eds., *The Anatomy of Madness, Volume 1 People and Ideas* (Tavistock, 1985). 歴史的にも「妄想のない」マニーの理解が論点になるが、いまは措く。

(31) この観点からするなら、濱田秀伯『精神症候学　第2版』（弘文堂、二〇〇九年）こそが重要である。

(32) 内沼幸雄『対人恐怖の人間学——恥・罪・善悪の彼岸』（弘文堂、一九七七年）三五一－三五二頁。昨今のラカン派とその周辺がサントーム概念にとびつく事情も、ここにある。

(33) 「明晰な（覚醒した）狂気」については、Ulysse Trélat, *La Folie lucide, étudiée et considérée au point de vue de la famille et de la société* (1861). 妄想論の歴史の概略については、小木貞孝『フランスの妄想研究』（金剛出版、一九八五年）。

第3章

(1) 小泉義之「狂気の心理への勇気」『HAPAX』第三号（二〇一五年）〔本書「あとがきに代えて」として所収〕

(2) ミシェル・フーコー『狂気の歴史』（田村俶訳、新潮社、一九七五年）五四五頁。一部改訳してある。

(3) 立木康介『露出せよ、と現代文明は言う』（河出書房新社、二〇一三年）二〇八頁。

(4) 同書、二二三頁。

(5) 分析哲学の用語を導入するなら、上部構造は下部構造にスーパーヴィーン（付随）している。

(6) 医療・福祉・教育部門の過半は、古典的な区分で言うなら非生産的な部門であるが、それを抜きにしては、少なくとも先進諸国の政治経済は立ち行かなくなるであろう。ただし、いかなる意味で立ち行かなくなるかについては理論的に詰められているとは言えない。

(7) 立木康介、前掲書、二二三頁。

(8) 児童精神医学からの比較的詳細な叙述としては、高木隆郎の「児童分裂病と早期幼児自閉症」と「日本の事情（1952-1972）」がある。高木隆郎編『自閉症——幼児期精神病から発達障害へ』（星和書店、二〇〇九年）所収。以下、その叙述に依拠して概説する。

(9) 同書、一八頁。ここからわかるように、自閉症概念は、かつて正常領域にも及ぶとされた神経症概念の等価物でもある。

いわば、あらゆる人間が「コミュ障」であり「アスペ」であり、程度の差こそあれ、自閉症とされたりもするのである。

（10）次も参照。『ニュクス』（創刊号、二〇一五年）「特集：現代ラカン派の理論展開」。

（11）適正診断・治療を追及する有志たち編著『精神科セカンドオピニオン2——発達障害への気づきが診断と治療を変える』（シーニュ、二〇一〇年）一〇–一一頁。

（12）早川正樹による執筆項目、同書、一二六–一二八頁。

（13）越智元篤による執筆項目、同書、一三一頁。

（14）三吉譲による執筆項目、同書、一四六頁。

（15）Arthur Still and Irving Velody, "Introduction," *Rewriting the History of Madness: Studies in Foucault's 'Histoire de la folie'* (Routledge, 1992), p.13.

第4章

（1）なお、フーコーが若い頃にニーチェの読書から大いに影響を受けたと語ったのは冒頭に引いたインタヴューにおいてである。フーコーは、ニーチェのおかげで、病院内の実践すべてに対して étranger になることができたと語っている。本章は、anti- や contre- になることより、étranger になることの威力とでも言うべきものを探るものである。

（2）ここで注意しておきたいのは、精神病理学（psychopathologie）が心理学の一部門として扱われていることである。

（3）一九八四年のインタヴュー「ミシェル・フーコーに聞く」では、心理化の動向に関心を向けている。これは心理学者フーコーの常数である。「一方で、刑罰を可能な限り全面的に心理化する（psychologiser）可能性がある。言いかえるなら、刑罰を「矯正」「改善」の側へ一挙に傾かせる可能性がある。それは、われわれの社会では、個人の心理療法や集団の療法のことである」（[353] 1513／一九四頁）。

（4）心理セラピーの歴史については、以下が有益である。Harry Specht and Mark E. Courtney, *Unfaithful Angels: How Social Work Has Abandoned Its Mission* (Free Press, 1994).

（5）Michel Foucault, *Histoire de la sexualité, I: La volonté de savoir* (Gallimard, 1976), pp.182-183. ここの「極」の用法に関連して、一九六五年の『フランス精神医学白書』の一節を引用しておく。「病院は依然として主要な極である。そして、精神衛生センターの水準から見るなら、システムには、病院と病院外の二つの極性があると言った方がよいだろう。この二つの極性の周囲にこそ、病院外の多機能の多様な装置が組織されるであろう。昼間診療所、夜間診療所、治療後のホーム、保護作業所、等々。〔……〕特別ホスピス〔……〕老人ホーム」(Michel Audisio, "La réorganization de l'assistance psychiatrique et des organismes de soins", in Eduard Private, éd., *Livre blanc de la psychiatrie française*, Tome 1 (1965), p.82)。

（6） Foucault, *op. cit.*, pp.191-192

（7） なお、"Szasz" の発音はその出身地のハンガリー語によるなら「サーズ」となるようである。Cf. Jeffrey A. Schaler, ed., *Szasz Under Fire: The Psychiatric Abolitionist Faces His Critics* (Open Court, 2004), xiii.

（8） 精神分析は統治性の知の一つである。フーコーの言う精神分析は、各種の精神分析、心理療法と混在する精神分析のことである。一九八四年の「ミシェル・フーコーのインタヴュー」には、こうある「精神分析は科学ではない。精神分析は、告白（aveu）を基礎として、自己が自己に対して労働作業する技法なのである。この意味で、精神分析は、それが性的欲望の周囲に自己を構造化するような人物を創造するという事情からしても、管理の技法でもある」（［349］1484-1485／一五〇頁）。

（9） フーコーは、権力、統治性、自己と他者の統治、自己の自己への関係の四者の連鎖の分析を課題とするが、とくに自己の自己への関係、自己への配慮は、心理学などの歴史的先駆けにあたると捉えている。Cf. Michel Foucault, *L'hermeneutique du sujet: Cours au Collège de France 1981-1982* (Seuil/Gallimard, 2001), Cours du 17 février 1982.

第5章

（1） ジル・ドゥルーズ『無人島 1953-1968』（前田英樹監修、河出書房新社、二〇〇三年）二五一頁。

（2） ジル・ドゥルーズ『狂人の二つの体制 1975-1982』（宇野邦一監修、河出書房新社、二〇〇四年）一七頁。

（3） ジル・ドゥルーズ／フェリックス・ガタリ『千のプラトー』（宇野邦一他訳、河出文庫上巻、二〇一〇年）二四八－二四九頁。

（4） 同書、二四九－二五〇頁。

（5） 同書、二五〇－二五一頁。引用文中の「偏執狂や情念的訴訟狂」とは、近年の流行語で言えば、「モンスターペアレント」「クレイマー」「ドクターショッピング」などに相当する。

（6） Harvey Cleckley, *The Mask of Sanity: An Attempt To Clarify Some Issues About the So-Called Psychopathic Personality* Third Edition (The C. V. Mosby, 1955).

（7） *ibid.*, p. 19.

（8） *ibid.*, p. 21.

（9） 同種の人物として、クレックリーは、アンドレ・ジッドやジェイムズ・ジョイスなどをあげている（p. 23）。また、文学からは、プルースト『失われた時を求めて』のシャルリュスをあげていることに留意しておきたい（pp. 372-373）。

（10） *ibid.*, p. 27. サイコパスの通例の日本語訳は「精神病質」である。日本での「非公式」の用語としては、「パチー」「中間者」「低格者」などがある。サイコパスの概念史で、私の知る限り、フーコーの『講義録』を除いて、最も充実しているのは、次のものである。Theodore Millon et al., "Historical Conceptions of Psychopathy in the United States and Europe," in Theodore Millon et al. eds., *Psychopathy: Antisocial, Criminal, and Violent Behavior* (The Guilford Press, 1998)。この論文集では、精神病質者の保安処分施設として有名なデンマークのヘルステッドベスター施設とそれを領導したシュトルプ（Georg K. Sturp）についての充実した諸報告を読むことができる。また、アイゼンク（H. J. Eysenck）の（おそらく）最後の論稿が所収されている。なお、精神医学に起源がある精神病質概念に対し、内容的にはそれに類似する社会病質（sociopathy）概念は、社会生物学や行動諸科学に起源がある。Cf. Linda Mealey, "The sociobiology of sociopathy: An integrated evolutionary model," *Behavioral and Brain Sciences*, 18, 1995, 523-541.

（11） 歴史的にそのような機能を担った用語は複数ある。本文で引用したドゥルーズも言及しているものに加えて、重要な用語としてスキゾイド＝シゾイド（schizoid）がある。通例の日本語訳では「分裂病質（統合失調症質）」である。そこに「革命家」が含まれる場合がある。W・R・D・フェアバーン『人格の精神分析的研究』（山口泰司訳、文化書房博文社、一九九二年）［W. Ronald D. Fairbairn, *Psychoanalytic Studies of the Personality* (Tavistock, 1952)］二六頁。まともに見えるがまともでないことをするのがスキゾイドであるからには、革命家が数え入れられるのは当然であって異を唱えるには及ばない。

（12） Harvey Cleckley, *op. cit.*, p. 31. ここで注記するが、日本の精神保健福祉法（精神衛生法改正法）第五条は「精神障害」に「精神病質」を含めている。DSM-Vを先取りしていたと言えなくもないが、それより重要なことは、国ごとに法制度は随分と異なっており、どの国が「先進的」でどの国が「後進的」であるかを決めることなどできないということである。

（13） *ibid.*, p. 32. なお、ここで「白痴」は歴史的用語でもあるが、そのことの含意は、その用語の外延と内包は簡単には定め難いということである。絞って言うなら、いわゆる知能指数の数値で区切られる集団のことを意味するとは決め難いということである。それは現在でも同様である。私の見るところ、「白痴」の使用における定項にあたることは、教育不可能・教化不可能ということ、にもかかわらず教育可能・教化可能と見なされるということ、あるいはその逆、言いかえるなら、専門家の手に負えないのに専門家の手に委ねられるということ、あるいはその逆、ということである。二〇世紀前半の日本におけるその用語の使用法の振り幅については、河内重雄『日本近・現代文学における知的障害者表象』（九州大学出版会、二〇一二年）を参照。

（14） アーロン・T・ベック他『人格障害の認知療法』（井上和臣監訳、岩崎学術出版社、一九九七年）［Aaron T. Beck et al., *Cognitive Theory of Personality Disorders* (The Guilford Press, 1990)］。

（15） 同書、v頁。

（16） 日本語訳本では、このうち「妄想性、分裂病質および分裂病性、反社会性、受動攻撃性人格障害」の五つが削除されている。日本語訳本は「部分訳」であるわけだが、このことについて監訳者はこう弁明している。「削除の基準はきわめて恣意的なものであり、紙数も考慮されている。もちろん、その責はすべて監訳者にある。あえて述べるなら、わが国の日常臨床において重要度が比較的低いと思われるものを除くようにした。しかし、DSM－Ⅳから脱落したとはいえ、受動攻撃性人格障害は残すべきだったかもしれない」（同書、二九七頁）。この弁明は興味深いが、それに対する間接的な批評は本文での議論に委ねる。

（17）同書、六〇－六一頁。

（18）Cf. Chloe Foster et al., "A Systematic Review of Potential Mechanisms of Change in Psychotherapeutic Interventions for Personality Disorder," *Psychology & Psychotherapy*, 4 (1), 2014, 1-14. 本来は緻密な調査研究を要するところだが、その意思と能力のある方に委ねざるをえない。その際、調査研究の構えを作るには、次のものが有益であろう。福島真人『学習の生態学――リスク・実験・高信頼性』（東京大学出版会、二〇一〇年）。

（19）アーロン・T・ベック他、前掲書、四九頁。なお、原書第二版（二〇〇四年）では、この第一版の「強者」的なスキーマ記述は変更されている。

（20）触法性や非行性を有する者についての真に良心的な報告、例えば、桑原尚佐「触法事件――最近の少年非行を考える」『思春期青年期精神医学』（第二三巻二号、二〇一三年）九五－一〇三頁を見よ。

（21）反社会性人格障害への「介入」は、基本的に、功利主義・合理主義の世界への教育である。A・フリーマン他『認知療法臨床ハンドブック』（高橋祥友訳、金剛出版、一九九三年）三〇〇頁、大隅紘子「行動療法」（松下正明編『臨床精神医学講座7――人格障害』中山書店、一九九八年）三九五頁。

（22）大庭丈幸他「サイコパシー特性と多次元共感性」『人間環境学研究』（第一一巻一号、二〇一三年、一三－一八頁）を参照した。このチェックリストは、Robert D. Hare, *The Psychopathy Checklist* (1985) に始まる。

（23）最近の議論に関しては、金原俊輔「行動療法に寄せられる諸批判の整理と検討」『現代社会学部（長崎ウエスレヤン大学）紀要』（第三巻一号、二〇〇五年）二一－二八頁、参照。過去の論争に関しては、H・J・アイゼンク『心理療法の効果』（誠信書房、一九六九年）、西村章次『行動療法批判――アメリカ障害者教育の現状と日本の課題』（ぶどう社、一九七八年）が有益である。なお、西村章次は、社会的スキルの一部である特定の作業を習得させる行動療法は、身体と精神の諸能力を分断しその断片だけを条件付けて強化することを目指しており、それよりは、子ども集団の中での共同作業や身体の各能力の発達の遅速を勘案した訓練を通して「全人的な」発達を目指す方がよほど功を奏すとしているが、少なくとも子どもに関しては、それはその通りであろう。同趣旨の批判として、浜田寿美男「「発達」の誤解⁉」『精神療法』（第三九巻三号、二〇一三年）三五八－三六三頁がある。ところで、振り返れば、養護学校義務化をめぐる論争にかまけている間に、対立する双方の立場とは別の発達（障害）論が主流派にのし上がってきたと言わざるをえない。

（24） 井澤信三他「高機能広汎性発達障害青年における社会的コミュニケーション行動支援に関する文献的検討」『兵庫教育大学研究紀要』（第三八巻、二〇一一年）六五頁に紹介されている米国の事例から。

（25） 同書、六六頁に紹介されている米国の事例から。引用箇所後半に不分明なところがあるがママとしておく。なお、対象児Aの代替行動は「分かりません」ではなく「すみません」であろうと推定して修正を加えた。

（26） 町沢静夫『人格障害とその治療』（創元社、二〇〇三年）五一–五三頁。

（27） 専門家は妥協的に共存し連携しているためにそこを見ることができなくなっているが、精神＝心理療法は実は反精神医学的で反社会学的である。この点を臨床心理学の側から断固として指摘する稀なものとして、George W. Albee, "Critique of Psychotherapy in American Society," in C. R. Snyder & Rick E. Ingram eds., *Handbook of Psychological Change: Psychotherapy Process & Practices for the 21st Century* (John Wiley & Sons, 2000).

（28） 樽味伸「現代の「うつ状態」――現代社会が生む〝ディスチミア親和型〟」『臨床精神医学』（第三四巻五号、二〇〇五年）六八七–六九四頁を参照。精神と心の領域での流行語には必ずそれに対応する過去の流行語があるもので、いまの場合、通常の神経症と区別された「性格神経症」がそれに（おおむね）相当する。Cf. Franz Alexander, "The Neurotic Character," *International Journal of Psychoanalysis*, 2, 1930, 292-311.

（29） 黒川淳一他「メンタルヘルス不調者への対応事例を通じて職場での問題点を考える」『日本職業・災害医学会会誌』（第五六巻二号、二〇〇八年）五四–五五頁。なお、この筆者たちも指摘しているが、ここで取り上げられている「問題」は、それこそ事業所の政治経済的な「問題」を「反映」している。そのあたりについては、他日を期したい。本章では、人格障害のスペクトラム化と精神＝心理療法の拡張に対して「微温的」な態度をとり、それに附随しそこから派生している言説や文化に対する批判は措いている。精神＝心理療法を外在的観点から批判＝批評する方式は行詰っていると考えているからでもある。例えば、フーコーの一連の用語を律儀に適用してみせている次のものを見よ。Derek Hook, "Analogues of Power: Reading Psychotherapy through the Sovereignty-Discipline-Government Complex," *Theory & Psychology*, 13 (5), 2003, 605-628. 外在的批判＝批評から出てくる帰結はたかだか「内在的」改良でしかない。例えば、次のものでは、いつか見たそんな光景が繰り返されている。Michael Guifoyle, "From Therapeutic Power to Resistance? : Therapy and Cultural Hegemony," *Theory & Psychology* 15 (1), 2005, 101-124.

第6章

（1） 松本卓也「スキゾフレニーから自閉症へ」『ニュクス』創刊号、二三六頁、二四四頁。

（2） Cf. Kolvin, I., "Studies in the childhood psychoses I: Diagnostic criteria and classification," *British Journal of Psychiatry*, 118, 1971. ただし、コルヴァンは自閉症が精神病圏にあることは前提としている。

（3） 「軽症化」の理由と原因は検討されるべき課題であり続けている。少なくとも、薬物療法の（過剰な）普及は大きな要因であるはずである。また、脱施設化・脱病院化、及び、それに伴う医療・福祉・心理・教育の「連携」、さらに障害年金制度は大きな要因である。そして、病者自身の運動、さまざまな集団生活、さまざまな機構が大きな役割を果しているのも間違いない。次のものは、自閉症のスペクトラム化の大きな要因として、とくに精神薄弱者（知的障害者）の脱施設化をあげている。その視野は狭いが、主張は明快であり参照に値する。Gil Eyal et al., *The Autism Matrix: The Social Origins of the Autism Epidemic* (Polity, 2010).

（4） Cf. Wing, L. et al., "Severe impairments of social interaction and associated abnormalities in children: Epidemiology and classification," *Journal of Autism & Developmental Disorders*, 9, 1979. この論文の筆頭著者のローナ・ウィングの著書は、すでに一九七二年に日本語訳されている。ローナ・ウィング『自閉症児との接し方』（四国学院大学自閉症研究グループ訳、ルガール社、一九七二年）。ローナ・ウィングがアスペルガー型を取り込んで「自閉症スペクトラム」「自閉症連続体」なる言い方を始めたのは、一九八〇年前後であるが、この点は文献的にやや不分明なところがある。さしあたり次のものを参照せよ。久保紘明『英国自閉症研究の源流』（相川書房、二〇〇四年）。なお、常にそうであるが、スペクトラム化についてもその先駆けを見出すことができる。Ornitz, E. M. and E. R. Ritvo, "Perceptual inconsistency in early infantile autism: The syndrome of early infant autism and its variants including certain cases of childhood schizophrenia," *Archives of General Psychiatry* 18 (1), 1968.

（5） L・カナー『幼児自閉症の研究』（十亀史郎他訳、黎明書房、初版一九七八年／二〇〇一年）[Leo Kanner, *Childhood Psychosis: Initial Studies and New Insights* (John Wiley & Sons, 1973)]。書名の訳語選定がすでに論点になることに注意しておきたい。原著タイトルは『幼児精神病』である。

（6） 同書、一－二頁。ラターもまた、早い時期に、あるいは、最初に、自閉症と分裂病を分離した研究者として「正史」には記載されている。M・ラター／E・ショプラー編著『自閉症――その概念と治療に関する再検討』（丸井文男監訳、黎明書房、一九八二年）参照。また、ラターは、児童精神分裂病という疾病分類学的ユニットの放棄を比較的早くに主張していた。Rutter, M., "Childhood schizophrenia reconsidered," *Journal of Autism and Child Schizophrenia*, 2, 1972. なお、米国での児童分裂病の診断は一九三〇年代にニューヨークで始まり、一九四〇年代からロレッタ・ベンダー（Lauretta Bender）がその動向を牽引していく。これに対して児童分裂病概念の濫用であると早くに批判したのは、Mosse, Hilde L. "The misuse of the diagnosis childhood schizophrenia," *American Journal of Psychiatry* 71 (1), 1958. である。

（7） 「非定型（atypical）」発達なる概念は、ヘーラー氏病、児童期精神分裂病、自閉症、知的欠陥など多種多彩な発達初期の道を一緒くたにするためにビアタ・ランクが拵えた概念である。L・カナー、前掲書、一三一頁、一四五頁参照。

（8）L・カナー、前掲書、五三頁。

（9）同書、五四頁。

（10）同書、六四－六五頁。

（11）これも誤認されたり誤魔化されたりすることが多いが、自閉症の要因として「冷蔵庫」のごとく冷たい両親ないし母親を指定するのは、カナーに始まる。「私は親の性格、態度および行動が、その子どもの精神病理の解明にかなり役立つように見えるのでそれについてやや長く記述してきた。患者のほとんどは、生下時から、親の冷たさ、強迫性、身体的要求にしか応じない機械的な関心のもち方に直面してきた。彼らは、本当の暖かさと喜びよりもむしろちょっとした動作も見逃さぬ観察と実験の対象である。彼らは冷蔵庫の中で、冷凍のまま、きれいに保存されてきたようなもので、彼らの引きこもりは、そのような状況から顔をそむけ孤立の中に慰めを求めようとする行為のようにみえる。／子どもたちの記憶術、名前、時計、あるいは、カレンダーの日付に対する強迫的執心は、親にほめてほしい一心から出たものと、私は思う。子どもたちは、すぐれた記憶力をもっており親がそれを発揮するのを奨励していることに気づいている。でなければ、いったいどうして三歳の子どもが、わけもわからず全ての大統領と副大統領の名前をいったり、三七の童謡（親たちに教えられた）を暗誦したり、あるいは長老教会教義問答の一二五の問答をそらんじたりするのであろうか」。言うまでもないが、ここにおける「親」は、世界・言語・社会・人類（の一面）を代表・代理している。したがって、仮にその冷蔵庫の責任を負うべきものがあるとするなら、それは親であるというよりは、世界・言語・社会・人類（の一面）である。そして、現在も、その冷蔵庫付きの実験室は姿を変えて多くの場所に見られるはずである。カナーは「私はこれまで一度も、一次的な生後発病要因としてその両親を指摘したことはない」（一五三頁）と弁解しているが、二次的要因としては、何度もあげている。同書、八三－八四頁、八九頁、一一二頁などを参照。むしろカナーは、母子関係を一次的要因と見なして精神療法的に介入することに対して批判的であったことが注意されるべきである。事は専門家の領土争いにも関わっている。なお、理論的には、最近のラカン派の享楽論に関係するのは明白である。

（12）同書、一〇一－一〇二頁。

（13）自閉症と精神薄弱の鑑別・区分という論点は、当時から最大の論争点であったが、現時点では、その概念史も含め一から見直されるべきである。なお、児童精神医学会前史として、比叡山延暦寺宿坊で開かれた一九五七年の秋季精神病理懇話会で、自閉症疑診例の子ども二人について、牧田清志がカナー型とのお墨付きを与えたことが、以後の児童精神医学会での自閉症ブームに繋がったことはしばしば言及されるが、その二人の子どもは、糸賀一雄のびわこ学園で選ばれた子どもであった。その経緯は未詳である。

（14）　とくにベンダーに対する批判を見よ。同書、一四五－一四六頁。この時期、ベンダーはカナー批判の急先鋒であった。Cf. Lauretta Bender, “Autism in Children with Mental Deficiency,” *American Journal of Mental Deficiency*, 64 (1), 1959.

（15）　同書、一五〇頁。

（16）　鷲見たえ子「レオ・カナーのいわゆる早期幼年性自閉症の症例」（第四九回日本精神神経学会総会抄録一五四番）『精神神経学雑誌』第五四巻第六号（一九五二年）。ヨーロッパでの第一例の報告は一九五一年とされている。Cf. D. Arn Van Krevelen, “Early Infantile Autism and Autistic Psychopathy,” *Journal of Autism and Childhood Schizophrenia*, 1 (1), 1971. なお、このファン・クレーヴェレンを介しても、カナー型とアスペルガー型の対比は早くから紹介されていた。D. Arn Van Krevelen, “Autismus Infantum and Autistic Personality,”『児童精神医学とその近接領域』第三巻第三号（一九六二年）。

（17）　一九六〇年に、高木四郎は、学校教育問題も医学的・精神医学的な問題を含んでいるのだから、「児童精神医学の領域」は「未開の宝庫」であると書くだろう。高木四郎「わが国児童精神医学の将来」『児童精神医学とその近接領域』第一巻第一号（一九六〇年）。児童精神科医が小児科医に対して、自閉症は自分の領分であると主張していたとの回想が次のものにある。平井信義『小児自閉症——自閉性を再考する』（日本小児医事出版社、一九八五年）二七五頁。

（18）　鷲見たえ子「幼年性精神病の臨床的研究——精神分裂病との関連において」『精神神経学雑誌』第六二巻第三号（一九六〇年）。

（19）　マーラーの議論には、自閉症を知覚や認知の障害として解する議論が見られる。Cf., M. S. Mahler, “On Child Psychosis and Schizophrenia: Autistic and Symbiotic Infantile Psychoses,” *Psychoanalytic Study of the Child*, 7, 1952.

（20）　座談会「児童精神医学会発会にかかわって」『児童青年精神医学とその近接領域』第五〇巻（二〇〇九年）。

（21）　若林は、一九六二年から一九八一年までKを断続的に診ており、「分裂病とは違う」との判断を示している。時系列的には不明なところもあるが、若林の記述は歴史的にも貴重なものである。若林愼一郎『自閉症児の発達』（岩崎学術出版社、一九八三年）「第2章　わが国における第一症例」。なお、私にはその能力がないので踏み込んでいないが、相当数の資料も残っているはずであり、関係者の証言を記録することと併せ、その志と力のある方が調査にあたっていただければと願っている。

（22）　子どもに対する薬物療法などへの批判は、これも常にそうであるが、繰り返されてはきた。日本でその実情の一端を記録したものとしては、小池清廉「児童精神科における薬物療法」「障害児の薬物療法をめぐる諸問題」『児童精神医学とその近接領域』第一三巻第四号（一九七二年）がある。薬物療法を批判したものとしては、第一三回児童精神医学会シンポジウムⅡ「障害児の薬物療法をめぐる諸問題」『児童精神医学とその近接領域』第一四巻第一号（一九七三年）、石井高明「最近の自閉症研究の動向」『発達障害研究』第二巻第一号（一九八〇年）、平井信義『小児自閉症——自閉性を再考する』（日本小児医事出版社、一九八五年）三六四頁などがある。米国での概要については、Jeff Sigafoos et al., "Flashback to the 1960s: LSD in the treatment of autism," *Developmental Neurorehabilitation* 10 (1), 2007.

(23) 中沢たえ子は、一九七一年の第一二回児童精神医学会総会シンポジウムで就学指導に関して批判的なコメントを残している。中沢たえ子「自閉的児童と学校の諸問題――実例をとおして」『児童精神医学とその近接領域』第一二巻第四号（一九七一年）。小澤勲は、このシンポジウムで中沢が自閉症概念の廃棄に賛成したと記しているが、それは中沢の論考には記載されておらず、おそらく当時の「指定討論」そのものからの「引用」であると思われる。小澤勲『自閉症とは何か』（洋泉社、初版一九八四年／復刻版二〇〇七年）一六三－一六四頁参照。また、渡部淳「〈自閉症児〉は存在するか」『児童精神医学とその近接領域』第一二巻第三号（一九七一年）も参照。

第7章

（1）これについては、トーマス・サズ『狂気の思想――人間性を剥奪する精神医学』（石井毅・広田伊蘇夫訳、新泉社、一九七五年）一七二頁参照。

（2）大屋雄裕「ホラーハウス／ミラーハウス」（『法哲学年報』、二〇〇九年）九四頁。この発言は、それまでの保安処分反対運動に三下り半を突きつけたときの野田正彰のそれを想起させる。「反対理由の第一〔精神病者の犯罪は少ないということからの保安処分反対理由：引用者〕については、病者の犯罪が先に述べた通り実数は不明だが殺人などの凄惨な事件がかなりあり、〝動機不明の殺人〟は恐ろしいという市民感情がある以上、ほとんど無意味な反論にみえる。私たち精神科医は、一般の人たちのいだいている恐怖という感情に対しては、個々の事例の実態分析を通して説得していくべきである。やみくもな事実の否定によって感情を打ち消すことはできない」（野田正彰『クライシス・コール――精神病者の事件は突発するか』［毎日新聞社、一九八二年］一四頁）。

（3）Joel Feinberg, *Harm to Self* (Oxford University Press, 1986), p. 3.

（4）*Ibid.*, p. 14. ここで「強い薬物」とは何か。ファインバーグの念頭には、向精神薬のことはまったく入っていない。

（5）ミルもその危害原則を述べるに際して「個人又は集団」として両者を区別していなかったのだが、ここで持ち出される「権利」は、法に規定される「権利」と区別されるべきことである。そもそも「われわれ」とは誰か、何かということだ。

（6）Joel Feinberg, *op. cit.*, p. 143.

（7）いわゆる医療監察法については別の検討を要するのでここでは触れない。ファインバーグに関連して一点だけ述べておくなら、「合理的」に判断する「自律的」な個人なら、「一時的状態」を無理にでもやり過ごせば、その後に平静に判断できる時が来ることを知っているから、離婚申し立てに対して「冷却期間」を強制してよろしいのと同じように、救急措置として「頭を冷やす」のを強制してもよいとする議論がある。しかし、他方で、司法・精神医療はその「一時的状態」の「再発」を想定しているのである。すると、どういうことになるかを考えてみるとよい。

（8） Thomas Szasz, *Suicide Prohibition: The Shame of Medicine* (Syracuse University Press, 2011), ix-x.

（9） Ibid., pp. 2-4 et p. 11.

（10） Ibid., x. サズはこんなことも書いている。二〇〇一年にハマスは「自爆攻撃」中止の「命令」を発したが、そのことは、裏を返せば、実行「命令」を発することもありうるということである。同様に、国家や機関が自殺予防・自殺防止の「命令」を発するということは、自殺の「命令」を発することもありうるということであると言うことができる。実際、いわゆる先進諸国ではそうなっている。なお、この件でのサズの著作として、Thomas Szasz, *Fatal Problem: The Ethics and Politics of Suicide* (Syracuse University Press, 1999) がある。

（11） 吉田おさみ「宮崎忠男さんの疑問（一七巻一号）に答えて」（『臨床心理学研究』第一七巻第二号、一九七九年）五一頁。

（12） 吉田おさみ「治療的要請と面会の自由」（『臨床心理学研究』第一六巻第一号、一九七八年）六一 - 六二頁。

（13） 吉田は「なんらかの対応」が必要と書く場合はあるが（吉田おさみ『〝狂気〟からの反撃——精神医療解体運動への視点』［新泉社、一九八〇年］一〇八頁など）、見るべきはその「対応」の位置付けと内実である。

（14） 別の呼び名は、もちろん「生政治」である。生政治はリベラリズムとは一応は両立不可能である。しかし、リベラリズムは生政治を呼び込みもする。だからこそ、リベラリストは、「生政治」という用語を嫌うのである。

（15） Lubomira Radoilska, "Public Health Ethics and Liberalism," *Public Health Ethics*, Vol. 2, No. 2 (2009), p. 135.

（16） この点で、侘しいことには、そこを逆手にとったアイロニーやユーモアの余地さえ封じられている。誰もが生真面目なのである。そんな中で、次のものはそこはかとないペーソスを醸し出しており、いくらか救われる。Diego S. Silva, "Smoking Bans and Person with Schizophrenia: A Straightforward Use of Harm Principle?" *Public Health Ethics*, Vol. 4, No. 2 (2011).

（17） この論争の概略については、清水征樹「道徳の法的強制に関するH・L・A・ハートの見解」『同志社法学』（第二一巻第三号、一九六九年）。

（18） Patrick Devlin, *The Enforcement of Morals* (Oxford University Press, 1970 → Liberty Fund, 2009), x.

（19） *Ibid*., pp. 6-7.

（20） *Ibid*., p. 14.

（21） デヴリンの「復権」については、Gerald Dworkin, "Devlin was Right: Law and the Enforcement of Morality," *William and Mary Law Review*, Vol. 40, Issu 3 (1999)。その後のデヴリンをめぐる議論については、Thomas Søbirk Peterson, "New Legal Moralism: Some Strengths and Challenges," *Criminal Law and Philosophy*, Vol. 4 (2010).

（22）この点については、吉田おさみ「〝患者〟の〝甘えと反抗〟」『臨床心理学研究』（第一六巻第四号、一九七九年）、青木照岳「否定の哲学」『臨床心理学研究』（第二三巻第一号、一九八五年）を参照。また、例えば、松尾正の「症例」報告（『沈黙と自閉――分裂病者の現象学的治療論』［海鳴社、一九八七年］、『存在と他者――透明で平板な分裂者現象の先存在論』［金剛出版、一九九七年］）は、「根源的」といった語が散りばめられているが、その実情は表層的であると言えよう。

第8章

（1）丹生谷貴志「離人症の光学」『文藝』（一九九八年夏号）三一六頁。
（2）同書、三一八頁。
（3）「弁解」を書いておく。第一に、離人症の主たる症状とされる depersonalization と derealization の意義がすでに多義的である。訳語も定まっていない。とくに、例えば「人格喪失感」「現実喪失感」と「感」を付して訳すべきか否かも定まっていない。第二に、「人格」に関連する諸語、すなわち「自我」「自己」などとの関係・異同が未整理なまま書かれている場合が多い。第三に、人称詞である「私」のことがそれとしてまったく考慮されていない。そのため、「私」の指標性、「私が何かを知覚する」といった言語形式が、哲学的な自我論などにいわば喰い込む諸相がまったく考慮されていない。したがって、第四に、いわば言語に摑まえられることが主体の成立にとって本質的であり、しかも主体が狂う上でも本質的な条件になるといった主体の理論が、批判的・脱構築的に検討されることもない。これらの難点は、本章の対象文献に限らず、二〇世紀の哲学全般に見出されるものである。
（4）新福尚武・池田数好『人格喪失感（離人症）』（みすず書房、一九五四年）九－一〇頁に訳出。
（5）同書、二〇頁。
（6）本章では、意志行為の受動面は、意志行為の内的知覚として情動的に経験されると解しておく。
（7）新福・池田、前掲書、二〇－二一頁。
（8）正常状態では現前していないのに、どうしてそれを「失う」といった異常状態が可能なのかを分析するのは困難である。木村敏「離人症の精神病理」（一九七六年）［『自己・あいだ・時間』（ちくま学芸文庫、二〇〇六年）所収］一一二頁参照。
（9）「過度の自己観察」については、その「内省過剰」を分析する次のものも見よ。長井真理『内省の構造――精神病理学的考察』（岩波書店、一九九一年）七七頁。内省過剰は「病的」と評されても、「妄想」に分類されることはない。私は、その精神医学的慣行は疑われるべきであると思っている。さらに言うなら、自己をめぐる哲学的議論こそが「妄想」であり、それが自己をめぐる「妄想」を生み出す（時代があった）と思っている。この論点は、フーコーによる言説論を基礎とする妄想論に関係する。『狂気の歴史』「第二部第二章　妄想の超越性」を参照せよ。

（10）木村敏「離人症の現象学」（一九六三年）［『新編　分裂病の現象学』（ちくま学芸文庫、二〇一二年）所収］四三九－四四〇頁。
（11）同書、四四三頁。
（12）同書、四四七頁。
（13）離人症について、単純型・破瓜型の精神分裂病を背景にして考察している事情が関係していると思われるが、この論点は回避しておく。
（14）木村敏『自覚の精神病理』（一九七〇年）［『初期自己論・分裂病論　木村敏著作集1』所収（弘文堂、二〇〇一年）］。
（15）同書、一〇九頁。
（16）この症例報告での患者の言葉については、木村敏が「大体」を「まとめ」ざるをえなかったとの但し書きがなされている。同書、一一一頁。
（17）同書、一一一頁。木村敏が引く、ゲープザッテルの患者の表現では、「私は自分自身ではない。私は自分の存在から離れてしまった。私は考えることも感じることもできない。私は生きていない。私の身体は死んでしまった。怖るべき空虚！まるで空虚が空虚ばかりで一杯にみたされているみたい。私が空虚を感じとっているのではない、私が空虚そのものになっているのだ」となる（同書、一一四－一一五頁）。
（18）このあたり、木村敏には多少の揺れがある。『新編　分裂病の現象学』一六－一七頁などと比較せよ。
（19）この「行詰り」の指摘は、「過度の自己観察」の指摘にも似て、反省の反復などに関して、よく見られるタイプの議論になるが、脱構築的な批判が必要なところである。簡単に述べておく。「と私は認識する」「と私は反省する」「と私は思考する」といった言語形式を仮に操作子と解せるとするなら、また、操作子と関数の区別を曖昧にしておくなら、特別な場合を除いて、操作子の反復は操作対象の関数を変容させる。操作の累乗は、関数の強度を増すのである。認識・反省・思考がそのような操作であるなら、単純で無際限の反復（ジル・ドゥルーズのいう裸の反復）はありえず、メタからの作用がその都度対象を変化させる反復（ジル・ドゥルーズのいう着衣の反復）が生ずる。ただし、私は、言語形式と操作形式の哲学的混同を解体して、後者のみを実在論的に構築する道をとるべきであると考えている。それがスピノザの「観念の観念」の所説の方向である。
（20）同書、一二〇頁。
（21）この意味で、知覚経験の学術的な記述のほとんどは、信用できない代物である。
（22）ミシェル・フーコーは、『主体の解釈学　コレージュ・ド・フランス講義 1981-1982 年度』（廣瀬浩司・原和之訳、筑摩書房、二〇〇四年）で、哲学と霊性、マテーシスとアスケーシスを区別しているが、離人症者は霊性とアスケーシスの主体であると言うことができる。
（23）同、一四一頁。
（24）ミシェル・フーコー「インタヴュー」（一九八一年）『思考集成X』（筑摩書房、二〇〇二年）：*Dits et écrits II, 1976-1988* (Quarto Gallimard, no. 349) 一三八頁：p. 1475。
（25）木村敏、前掲書、一四二–一四三頁。
（26）同書、一四四–一四五頁。
（27）ミシェル・フーコー「自由の実践としての自己への配慮」（一九八四年）『思考集成X』（筑摩書房、二〇〇二年）：*Dits et écrits II, 1976-1988* (Quarto Gallimard, no. 356) 二三八頁：p. 1542。
（28）同書、二二八–二二九頁：p. 1535。

第9章

（1）この点については、すこし次のもので触れた。小泉義之「一九六九年の大江健三郎」『子午線』（第三巻　二〇一五年）。
（2）Jacques Lacan, « Propos sur la causalité psychique » (1946), *Écrits* (Seuil, 1966), p. 176.
（3）ミシェル・フーコー『狂気の歴史——古典主義時代における』（新潮社、一九七五年）五四一–五四三頁。
（4）同書、五五〇頁。これは、『狂気の歴史』初版の序論の冒頭に掲げられる、パスカル『パンセ』からの引用「人間が狂気じみているのは必然的であるので、狂気じみていないことも、別種の狂気の傾向からいうと、やはり狂気じみていることになるだろう」に示されている見地でもある。また、『狂気の歴史』「第二部序論」における「批判的（弁証法的）な狂気意識」に相当する。
（5）ハイデガー哲学を実存主義から分離するのが昨今の学界の慣わしとなっているが、それはハイデガー哲学の一面を忘却させる機能を果たしている。ハイデガー哲学の「応用」（存在論の存在者化と呼んでよいだろう）は昨今も種々に行われているが、それらに比してみると、井村恒郎などによる戦後期の「応用」のほうが質が高いと言うこともできる。
（6）井村恒郎「精神病理学における実存主義」（『叙説』第三輯特輯「実存主義」一九四八年一〇月）『精神病理学・井村恒郎著作集第1巻』（みすず書房、一九八三年）二二一–二二三頁。
（7）同書、二五頁。
（8）ここで注記しておきたいが、精神「分裂」病と呼ぶにせよ、「統合失調」症と呼ぶにせよ、正常者における精神諸能力の統一・統合（快調？）なるものが引き裂かれる（調子外れになる？）ところに基礎障害を見て取る命名法になっており、その類の命名に依存した精神病論は分野を問わず膨大に書かれてきたが、私は、それらの書き物に納得したことは一度もない。もっと強く言えば、過去の分裂病論や統合失調論のうちで残すに値するものはほとんどないと思っている。いわゆるポスト構造主義において、主体性・主観性を脱中心化し、それを根源的に切り裂かれた存在者と見なす議論構成は、正常者の主体形成も分裂者のそれと変わらないと見なす議論であり、精神病理学や精神分析や疎外論の影響下に形成されてきたものであるが、それにしても私は、何の発見的価値もない議論であると思っている。人間の精神は、裂けるか否かで片づくようなものではなく、もっと手強いものであろう。

（9）フェリックス・ガタリ「学生、狂人、カタンガ兵」（一九六九年）『精神分析と横断性――制度分析の試み』（杉村昌昭・毬藻充訳、法政大学出版局、一九九四年）三七六－三七七頁。

（10）吉田おさみ「患者にとって精神医療とは」（『精神医療』八巻二号、一九七九年）『〝狂気〟からの反撃――精神医療解体運動への視点』（新泉社、一九八〇年）一二八頁。

（11）同書、二九頁。

（12）同書、三一頁。

（13）同書、三三頁。

（14）同書、六九頁。

（15）同書、八六－八七頁。

（16）神谷美恵子「現代精神医学における二つの主要動向について――欧米及び日本における社会的・人間学的アプローチ」（一九六二年）『精神医学と人間――精神医学論文集』（ルガール社、一九七八年）一三五頁。フーコー『狂気の歴史』初版は、これの前年の一九六一年に刊行されていることに留意しておきたい。

（17）同書、一四四－一四五頁。

（18）同書、一四六頁。

（19）同書、一四七－一四八頁。

（20）同書、一五二頁。

（21）同書、一七五頁。

（22）東野芳明「狂気随想――メモ帖から」『現代思想』（一九七五年九月臨時増刊号）一一頁。

（23）同書、一一頁。

（24）二〇世紀において、短くとるなら戦後期において、米国の進歩的リベラリストであれ、ソ連の社会主義者であれ、欧州の社会民主主義者であれ、精神病理化と病院化を強力に推し進めてきた支配層と中間層は、一般医療に対する幻想によって駆り立てられていたのであり、そうであればこそ、いかなる異常者でも正常化できるとの自信に溢れていた。そして、異常者を正常化できるとの信念は、正常者をして旧体制を打倒して新体制を創出する新たな人間主体に成熟させることができるとの信念と不可分になっていた。フーコーに従って長くとるなら、そのような思潮は、フランス革命に前後する時期から、国家社会主義と一国社会主義の「発作」を経ながらも、二〇世紀後半まで継続した。

(25) ジル・ドゥルーズ「欲望と快楽」『狂人の二つの体制 1975-1982』(宇野邦一監修、河出書房新社、二〇〇四年) 一七九－一八〇頁。

(26) 中井久夫「世に棲む患者」(一九八〇年)『中井久夫コレクション・世に棲む患者』(ちくま学芸文庫、二〇一一年) 二四－二五頁。

(27) 中井久夫は、まさに人間論的円環の内部で『分裂病と人類』(一九八二年) を作り上げていたことを指摘しておきたい。

(28) 根本俊雄「街なか「オープンスペース」の八年」日本社会臨床学会編『精神科医療――治療・生活・社会』(現代書館、二〇〇八年) 二七五－二七六頁。この回想にいう脱－専門性、脱－制度性、「小気味よさ」は、抑圧と解放の人間論的な円環において、いわば最良の倫理であったと思う。それは、ソーシャリズムやリベラリズムにおいては起こりえない達成であったし、精神「病」者解放運動に限らず、いたるところで経験されていたことであった。私は、その記憶だけは手放したくないと考えてきた。そして、その経験(の記憶、理解)を有しているか否かということが、思想家の判定基準の一つであった。

(29) 同書、二八〇頁。

(30) 同書、二八一頁。

(31) そこにあげられているものの一つが、中井久夫の「世に棲む患者」である。その動向の先駆けとして、いささか驚いておくべきことと思われるが、神田橋條治「〝自閉〟の利用――精神分裂病者への助力の試み」『精神神経学会誌』(第七八巻、一九七六年) が指定されている。

(32) 松本雅彦『精神病理学とは何だろうか［増補改訂版］』(星和書店、一九八七／一九九六年) 二八二頁。

(33) 神谷美恵子のいう「日本人の精神におのずと訴えかける」書き振りであると評すべきであろう。

(34) 薬物治療の効果ということが思い浮かばぬでもないが、それだけを言うのでは、陰謀史観と大差がない。しかも、患者もまた、それを望んで選んではきたのである。

(35) 赤松晶子「精神医療状況は何故変わらないのか」日本社会臨床学会『「開かれた病」への模索』(影書房、一九九五年) 二一九頁。

(36) 同書、二二九－二三〇頁。

(37) 「あえて」注を続けるが、精神や心理の失調のため労働に耐えられなくなった人の多くは、さまざまな経緯を辿るにしても、離職する道を選んでいる。それを一概に否定できないにしても、事態を広く捉え返すなら、そこには労働市場の問題が深く関わっており、かつての「理解ある」事業主のノスタルジアに耽るわけにもいかなくなる。そのとき、例えば、過労死・過労自殺について、「制度」に対する「期待」だけでもって運動がたかだか裁判に縮減されている様子が異様であることが見えてくる。端的に言うが、職場の同僚が過労死・過労自殺に追い込まれたなら、ストライキを打つべきではないのか。それ以外に労組の役割など考えられるだろうか。ほぼ同じことは、精神や心理の失調を抱える労働者についても言えるはずである。薬が毒でもあるとは、労働（現場）が人を病ませるなら、同じく労働（現場）は人を治すとの謂いである。同じことは、家族・学校にも言えるのであり、「われわれ」がそのように振る舞わない限り、新たなサイクルは始まりようがないと思う。

(38) 伝統的に、狂気の徴表は、「乱心」「胡乱」「気ぬけ」「弱気」「うろたへ」といったことであった。藤本清二郎『城下町世界の生活史――没落と再生の視点から』（清文堂、二〇一四年）三六－四五頁、等を参照。

(39) 現在の精神－心理の専門家による支援＝監視の姿勢については、例えば、次のようなものに明らかである。生島浩編著『触法障害者の地域生活支援』（金剛出版、二〇一七年）。

(40) 我妻夕起子「閉鎖的精神病棟を越える動きと限界」日本社会臨床学会『「開かれた病」への模索』（影書房、一九九五年）一〇五頁。

(41) あれほど精神病院が隆盛した理由の一つは、いまや驚くべきことにと言うべきであろうが、支配層の側が、精神遅滞や倒錯や人格偏倚も含むあらゆる精神の異常を矯正・治療して、体制を支える新たな主体に仕立てることができると信じていたことにある。

(42) まったく別の観点からであるが、社会病理化・社会問題化があたかも脱－精神医学化・脱－精神病理化であるかのように見なされながら、日常人の狂気を隠蔽する次第になっていることを批判するものとして、次のものをあげておく。藤井良彦『不登校とは何であったか？――心因性登校拒否、その社会病理化の論理』（社会評論社、二〇一七年）。

(43) 例えば、貧者における労働可能な者と労働不能な者の分割、貧者に紛れ込んだ病者や狂者の分別、狂者における精神病者と精神遅滞者の区別、精神病者における治療可能な者と治癒不可能な者の判別、狂者における触法精神障害者の選別、そして、それぞれの分類に応じた下位集団専用の施設の設置と専門家の配置、このような一連の人間分類のことである。

(44) フーコー『狂気の歴史』三七七－三七八頁。

(45) 同書、四四四頁。

(46) 同書、四四四頁。

(47) 同書、四四八頁。

(48) 同書、四五四頁。
(49) 同書、四六五頁。

あとがきに代えて

(1) 蓮實重彦『『ボヴァリー夫人』論』(筑摩書房、二〇一四年)三七二―三七三頁。
(2) 同書、三七五頁。
(3) 北原みのり・朴順梨『奥さまは愛国』(河出書房新社、二〇一四年)朴執筆部分、六六―六七頁。
(4) E・W・サイード『文化と帝国主義1』(大橋洋一訳、みすず書房、一九九八年):Edward W. Said, *Culture and Imperialism* (Vintage, 1994) 七〇頁:p. 29。
(5) ミシェル・フーコー『狂気の歴史』(田村俶訳、新潮社、一九七五年):Michel Foucault, *Histoire de la folie à l'âge classique* (Gallimard, 1972) 五三四頁:p. 633。
(6) 同書、五四七頁:p. 649。
(7) 同書、五五〇頁:p. 653。
(8) 同書、五四五―五四六頁:p. 647。
(9) ミシェル・フーコー『異常者たち』(慎改康之訳、筑摩書房、二〇〇二年):Michel Foucault, *Les anormaux. Cours au Collège de France 1974-1975* (Gallimard / Seuil, 1999) 参照。
(10) ここでジャック・ラカンの pas-tout の論理やジル・ドゥルーズの強度の倫理との対比が問題になるが、いまは措く。また、周知のように、告白の体制や文学の体制は、「すべてを語れ」と命令し、近代の人間論的な円環を創出していく装置である。この点の検討も、いまは措く。
(11) ミシェル・フーコー『真理の勇気』(慎改康之訳、筑摩書房、二〇一二年):Michel Foucault, *Le courage de la vérité, Cours au Collège de France 1984* (Gallimard / Seuil, 2009) 一六頁:p. 12。
(12) 同書、一八頁:p. 14。すなわち、ヘイトスピーチ・パレーシアは、ときに聞き手のアイデンティティの(トラウマ的な)核心を突く。この点は極めて重大だが、予備的には次のものを参照。Renata Saleci, *(Per) versions of love and hate* (Verso, 1998), Paul Dumouchel, *Le sacrifice inutile : essai sur la violence politique* (Flammarion, 2011).
(13) 同書、三二頁:p. 24。
(14) 同書、二一〇頁:p. 154。
(15) 同書、二一三頁:p. 157。

(16) 同書、二三一–二三二頁：p. 169。
(17) 同書、二三二頁：p. 170。

初出一覧

※本書収録に際して、若干の修正・補足を行っている。また、第7章、第8章は、タイトルを変更してある。

はじめに（書き下ろし）

第1章　精神衛生の体制の精神史――一九六九年をめぐって（天田城介・角崎洋平・櫻井悟史編著『体制の歴史――時代の線を引きなおす』［洛北出版、二〇一三年］所収）

第2章　過渡期の精神（『現代思想』二〇一六年九月号）

第3章　狂気の哲学史へ向けて――行動の狂気と自閉症・発達障害・精神病圏（『Atプラス』第二四号、二〇一五年）

第4章　精神と心理の統治（『思想』二〇一三年二月号）

第5章　人格障害のスペクトラム化（『現代思想』二〇一四年五月号）

第6章　自閉症のリトルネロへ向けて（『現代思想』二〇一五年五月号）

第7章　モラリズムの蔓延（『現代思想』二〇一三年五月号）

第8章　真理の探究における同伴者――木村敏の離人症論に寄せて（『現代思想』二〇一六年一一月臨時増刊号）

第9章　精神病理をめぐる現代思想運動史（書き下ろし）

あとがきに代えて　狂気の真理への勇気（『HAPAX』vol. 3、二〇一五年）

著者　小泉義之（こいずみ・よしゆき）
1954年札幌市生まれ。東京大学大学院人文科学研究科博士課程哲学専攻退学。現在、立命館大学教授。専攻は、哲学・倫理学。主な著書に、『兵士デカルト』（勁草書房）、『弔いの哲学』『生殖の哲学』『ドゥルーズと狂気』(いずれも河出書房新社)、『デカルト哲学』『ドゥルーズの哲学』（講談社）、『生と病の哲学』（青土社）など。共著に『ドゥルーズ／ガタリの現在』(平凡社) など。訳書にドゥルーズ『意味の論理学』（河出書房新社）などがある。

あたらしい狂気の歴史
精神病理の哲学

2018年1月11日　第1刷印刷
2018年1月22日　第1刷発行

著者――小泉義之

発行人――清水一人
発行所――青土社
〒101-0051　東京都千代田区神田神保町1-29　市瀬ビル
［電話］03-3291-9831（編集）　03-3294-7829（営業）
［振替］00190-7-192955

印刷・製本――双文社印刷

装幀――水戸部功

ISBN978-4-7917-7036-6 C0010